Td S7/77

APPLICATION

DE LA MÉTHODE

DE L'ÉQUILIBRE

AUX OEUVRES

DE M. BROUSSAIS,

PAR H. BLAGNY.

PREMIÈRE PARTIE.

LEÇONS

SUR LE CHOLÉRA-MORBUS.

Dijon,

CHEZ DÉCAILLY, LIBRAIRE, PLACE D'ARMES,
ET CHEZ L'AUTEUR, RUE BOSSUET.

1833.

SOUS-PRESSE,

Pour paraître dans le mois de mars prochain :

Essai sur les lois de l'Équilibre.

Manifeste médical.

Dans les mois suivans :

Analyse critique des Propositions, de l'Examen des doctrines du docteur Broussais, et des Phlegmasies chroniques du même auteur.

Analyse des Œuvres de MM. Andral, Rostan et Lannëck.

Considérations sur les Tempéramens, sur les Fièvres épidémiques, sur la Compression, sur les Saignées en général.

Dijon, imp. de Carion.

MÉTHODE

DE L'ÉQUILIBRE.

MÉTHODE

DE L'ÉQUILIBRE,

APPLIQUÉE

A L'ANALYSE DES OEUVRES

DE M. BROUSSAIS,

CHEVALIER DE L'ORDRE ROYAL DE LA LÉGION-D'HONNEUR, MÉDECIN EN CHEF ET PREMIER PROFESSEUR A L'HÔPITAL MILITAIRE D'INSTRUCTION DE PARIS; MEMBRE TITULAIRE DE L'ACADÉMIE ROYALE DE MÉDECINE; MEMBRE HONORAIRE DE LA SOCIÉTÉ DE MÉDECINE, CHIRURGIE ET PHARMACIE DU DÉPARTEMENT DE L'EURE; DE L'ACADÉMIE ROYALE DE MÉDECINE DE MADRID; ASSOCIÉ DE LA SOCIÉTÉ PATRIOTIQUE DE CORDOUE; CORRESPONDANT DE LA SOCIÉTÉ D'ÉMULATION DE LIÉGE; ASSOCIÉ CORRESPONDANT DE LA SOCIÉTÉ MÉDICALE DE LA NOUVELLE-ORLÉANS ET DE LA SOCIÉTÉ DE MÉDECINE DE LOUVAIN; PROFESSEUR DE PATHOLOGIE A L'ÉCOLE DE MÉDECINE.

Par H. Blagny.

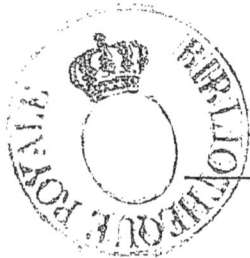

DIJON,

IMPRIMERIE DE CARION, PLACE D'ARMES.

1833.

A Messieurs les Membres

DU CONSEIL MUNICIPAL

ET

DU CONSEIL GÉNÉRAL

DU DÉPARTEMENT

DE LA CÔTE-D'OR.

Les articles que j'ai eu l'honneur de soumettre à votre philantropie ont éprouvé dans
leur insertion un retard qui m'a été d'autant
plus pénible, que j'ai la conviction que la co-
terie de l'éteignoir aura exploité cette circonstance pour jeter le voile de la défaveur sur
une méthode qui fait pâlir le charlatanisme,
consterne l'empirisme ; mais quelles que soient
les persécutions des protecteurs et des protégés

de cette infâme phalange qui marche sous la bannière de la cadavéreuse méthode de l'épuisement, la vérité s'élancera au-delà des barricades qui lui ont été imposées par la cupide ignorance.

Les brillans résultats d'une méthode infaillible attestent encore à Saint-Julien, à Belfond, à Ruffey, à Orgeux, à Arceau, à Arcelot, à Chaignot, à Brognon, à Beire, à Fouchanges, à Magny, à Binges, à Cirey, à Tellecey, à Montmançon, ce que peut la nature lorsqu'elle est favorisée, dirigée dans ses efforts.

Parcourez ces localités diverses en observateurs; dépouillés de préventions, interrogez-en les habitans, et vous apprendrez que partout où fut déployé l'étendard de l'équilibre, les succès l'escortèrent. Que l'on me cite un seul revers à Cirey, à Orgeux, à Montmançon, etc., etc.

Hommes du mensonge, praticiens pervers, vous mentiez à votre conscience; vous fouliez aux pieds le plus sacré des mandats, lorsque, traversant les campagnes où la terreur fuyait devant la raison éclairée par la pratique, vous stigmatisiez de charlatan qui parcourt les campagnes pour avoir des malades celui qui, abandonnant ses affections les plus chères, venait au foyer pestifère affronter la mort, pour y soustraire les victimes de votre impudique présomption. Mais je m'aperçois, nobles représentans, que j'appelle votre attention sur les considérations qui seront le sujet d'un mémoire qui sera offert à votre philantropie éclairée, sous le titre de *Manifeste médical.*

Maintenant, je dois me borner à la citation de quelques faits dont on ne trouve point les analogues dans les fastes de la science.

Le premier malade qui m'accorda sa confiance fut Pilotet, couvreur à Saint-Julien, atteint en l'année 1828 d'une fièvre pernicieuse, dont les accès furent combattus par le sulfate de quinine administré à haute dose. Sous l'influence d'un tel traitement, les accidens ayant acquis de l'intensité, M. Guyot pria le docteur Salgue de voir le malade; celui-ci, ayant examiné le patient, s'écria : « Vingt- « quatre grains de sulfate de quinine, et le « malade est sauvé ! » Malheureusement pour le pauvre diable de Pilotet, l'oracle d'Épidaure n'avait que la science d'Hermès. La stupeur s'étant déclarée le lendemain, l'on vint à minuit me prier d'aller voir le malade. La torpeur avait tellement alarmé la garde-malade, qu'elle croyait Pilotet éteint. Que devais-je faire,

Messieurs, dans cette circonstance terrible ? Inepte spectateur, attendre qu'un confrère peu empressé vînt apposer son *veto* aux observations qu'avaient mûries dix années de dissection, de clinique? Non, Messieurs, il fallait, prenant conseil de sa conscience, agir.

Douze sangsues, des ventouses sèches, des moxas, placés successivement sur les attractions correspondantes au foyer antéro-cranofacial, arrachèrent Pilotet des bras de la mort.

M. le docteur Sédillot, agissiez-vous conformément aux préceptes de l'art, lorsque vous appliquiez successivement des cataplasmes de mauves, de sureau, de farine de lin, des vésicatoires, des douches, pour apaiser les douleurs que Mme. Charlet l'accoucheuse éprouva à la jambe pendant onze ans que dura le traitement? Consultez, dans l'intérêt de l'humanité, votre ancienne malade qui vous apprendra que ses douleurs inouïes cédèrent à l'application de huit cautères à la partie interne et supérieure de la cuisse correspondante, dont l'action attractive fut activée pendant quinze jours par l'établissement de nouveaux centres et la suppression des anciens.

AUX
Réfugiés Polonais.

Le pacte fatal était déjà signé ; les peuples, consternés de l'avenir, détournaient leurs regards quand les mânes du libérateur Kokiusko parlèrent à votre bravoure. Le genou à terre, le regard élancé vers le ciel, vous vous êtes écrié en brisant vos chaînes : Plus de fers ! ! !

Si la fortune du moment vous a été contraire, le destin des peuples, plus fort que la volonté des potentats, à l'avant-garde qui doit marcher à la conquête de l'indépendance vous appelle.

CONSIDÉRATIONS GÉNÉRALES

SUR

LA THÉRAPEUTIQUE.

En suivant en observateur les cliniques, en lisant avec une attention réfléchie les traités de thérapeutique, on arrive à cette conclusion capitale, qu'il existe trois méthodes de traitement, qui, quoique divergentes dans leur direction, conduisent au même conséquent : l'insuccès.

Certains praticiens, confians à l'excès dans 'les ressources de la nature, suivent la route tracée par l'étonnant Hippocrate. La prescription de quelques loks, de quelques décoctions tempérantes, secondée de quelques lavemens, de quelques bains : voilà le cadre dans lequel ils renferment les indications. D'autres médecins, n'apercevant dans ses efforts que des tendances infructueuses, administrent les éliminateurs, tant supérieurs (les émétiques) qu'inférieurs (les purgatifs), qui quelquefois sont escortés, tantôt par les saignées, soit locales, soit générales, tantôt par les toniques. Enfin, le troisième ordre n'aperçoit dans les troubles organiques qu'une turgescence incessamment instante : ceux-ci n'ont de confiance qu'à la phlébotomie.

Cependant l'étude de l'anatomie comparée nous apprend que tout être animé est composé d'appareils organiques qui tissent deux ordres de systèmes essentiellement distincts ; les uns universellement répandus, les autres localement distribués : que les premiers s'observent même dans les animaux qui occupent les degrés inférieurs de l'échelle animale (1), tandis que les seconds se nuancent successivement pour disparaître dans les classes inférieures.

Cependant la zoologie nous signale chez tous les êtres les fonctions s'éveillant normalement sous l'influence de leur agent respectif toute fois qu'il existe corrélation entre l'intensité des puissances provocatrices et la capacité de réception de l'appareil qui devient le théâtre de la fonction en action.

---

(1) L'élément percevant a pris naissance dans l'origine des temps ; c'est ce qu'atteste l'organisation des infusoires et des polypes, animaux qui ont servi de noyaux à la chaîne des races : quoique le scalpel n'ait jusqu'alors fait découvrir dans la nature intime de ces animaux microscopiques aucun indice de l'appareil percevant, néanmoins, par induction, nous devons admettre en eux un système nerveux, des absorbans, puisqu'ils sont irritables, qu'ils macèrent, enfin qu'ils digèrent : ici nous voyons l'animalité à son aurore ; peu de phénomènes y décèlent la vie. La relation organique s'exerce seulement dans le département de la nutrition ; cette unité d'organisation, comparée aux nombreux rouages qui constituent le pivot vital des animaux élevés dans l'échelle, fournit les matériaux d'une distinction utile, attendu qu'elle est fondée sur la nature des rapports de l'organisme avec les agens modificateurs. Dans la première classe se placent ceux qui sont pourvus uniquement de ganglions ; dans la seconde, ceux qui ont en possession et la sensation ganglionique et la sensation instinctive : enfin, ceux qui jouissent des trois ordres de sensations.

Cependant la pathologie comparée nous apprend que des appareils lésés s'élèvent également, chez tous les êtres, deux ordres de phénomènes : les uns communs à toutes les fonctions, les autres spéciaux à chaque fonction.

Cependant l'anatomie pathologique, toujours comparée, nous dit qu'à tel trouble organique fonctionnel correspond telle lésion organique.

Ces considérations n'élèvent-elles pas la pensée du philosophe vers cette idée palpitante de vérités inductives, qu'il ne saurait exister d'autres principes de thérapeutique que ceux déduits de la corrélation d'action établie par la nature, soit entre les systèmes, soit entre ceux-ci et les agens provocateurs de leur fonction respective.

Désirant d'établir ce grand principe sur des bases indestructibles, j'observai attentivement les modifications qu'impriment les affections aux fonctions dans leur période d'accroissement, de station, de décroissement; et lorsque les tissus cédaient à leur développement, je suivais leurs débris aux amphithéâtres. O souvenir de terreur! mon âme est encore glacée d'effroi à l'aspect de ce déchirant tableau; et là, dans le silence de la méditation, je stigmatisais chaque symptôme, que je contrôlais les jours suivans par des expériences faites sur les animaux auxquels j'avais fait ingérer les médicamens employés pendant le traitement. Les résultats de cette investigation me conduisirent à cette conséquence si féconde en inductions, que la trame des appareils organiques est sillonnée par un système incessamment actif, destiné à mettre l'animal en rapport avec tout ce qui l'environne, à lui communiquer les qualités diverses des différens corps qui existent dans l'atmosphère de son action percevante.

Écartant toute discussion pour me renfermer dans le champ de l'observation, je vois le système nerveux de l'axe cérébro-spinal prendre une origine, établir des liaisons, s'éteindre chez tous les animaux d'après un plan toujours uniforme, toujours constant. Ainsi, de la considération de l'origine, de la direction, des anastomoses, de l'épanouissement des troncs échappés de l'axe cérébro-spinal, naît une quadruple distinction dont les inductions thérapeutiques n'ont pas été entrevues.

La direction que les praticiens ont imprimée à leurs recherches, dans ce siècle d'observation, est une des causes les plus influentes de cette résistance qu'a affectée la thérapeutique à suivre le mouvement universel. Les uns, constamment occupés de créer des composés nouveaux, ont mis à contribution les trois règnes pour associer les substances les plus divergentes en propriété, soit sous le scalpel anatomique, soit dans le creuset chimique : monstruosités hideuses dont l'estomac est devenu le cloaque ; les autres, l'œil armé d'un microscope, passent leur existence médicale à établir des milliards de nuances dans les lésions cadavériques ; aucun n'a eu l'heureuse idée de se livrer à la recherche des lois organiques.

Bichat lui-même, dont le génie vaste et brillant a reculé si loin les bornes de la science, semble avoir méconnu son importance (la corrélation), tant en physiologie qu'en thérapeutique, lorsqu'il a dit que chaque tissu a son organisation particulière comme il a sa vie propre. En effet, ne doit-on pas conclure *à fortiori* de cette assertion, qu'il considère l'organisme comme étant une république composée d'autant de départemens ayant tous un gouvernement différent qu'il y a de tissus constituans : d'où il doit résulter inévitablement anarchie organique ; mais l'époque du jeune Bichat appartient déjà à l'époque du moyen-âge. Nous nous en occuperons lorsque nous ferons l'historique des médecins du 18e siècle. L'époque moderne commence aux travaux du docteur Broussais ; c'est en déroulant ses annales, ainsi que celles de ses contemporains, que nous viendrons réclamer nos droits. L'histoire de l'art comprend trois périodes : l'antiquité, le moyen-âge, l'époque moderne. La critique de ces trois phases a été faite par le savant Broussais, dans la production qu'il a publiée sous le titre d'*Examen des doctrines médicales*. Les propositions qu'il a placées en tête de cet ouvrage, ainsi que son *Traité des Phlegmasies*, renfermant le cadre des idées régnantes, lorsqu'apparut la méthode de l'équilibre, nous en tracerons l'esquisse.

LEÇONS

SUR

LE CHOLÉRA-MORBUS.

Les ravages que le choléra-morbus a exercés sur les pays civilisés ont excité sur différens points de l'Europe la philantropie de plusieurs médecins, qui ont offert leurs méditations à l'attention de leurs confrères. Un d'entre eux, M. Broussais, distingué par une longue carrière de gloire et d'honneur, a publié le résultat de ses recherches dans une brochure intitulée : *Leçons sur le choléra-morbus*, par M. Broussais.

La haute réputation médicale de l'auteur semblerait commander le silence à la critique, si l'expérience des siècles ne nous apprenait que les plus beaux génies ont eu leurs erreurs; et les erreurs médicales, et les erreurs politiques, sont des fléaux beaucoup plus funestes à l'humanité que la peste, et dont le débordement doit être réprimé par tout homme à élans patriotiques.

Invoquant quinze années d'observations assidues, de méditations soutenues, je viens examiner pièce par pièce, à travers le prisme de la nature, l'œuvre du docteur Broussais.

En l'entreprenant, je ne me dissimule point combien cette tâche est pénible. Le prestige d'un grand nom ne sera cependant pas pour l'observateur des lois de l'équilibre un épouvantail; la responsabilité terrible à laquelle tout praticien s'engage dès les premiers pas qu'il fait dans la carrière : voilà le moteur qui dirigera ma plume.

Ainsi, puisque les circonstances, le siècle progressif auquel j'appartiens l'exigent, je viens vous exprimer ma pensée sur la production du réformateur.

Après avoir donné l'étymologie du choléra-morbus, M. Broussais explique sa propagation ; de là il entre dans quelques considérations relatives à la ligne de démarcation à établir entre cette affection et la fièvre jaune.

Là commence l'erreur ; là, pour nous, existe la dissidence. Mais, avant de la justifier, demandons au célèbre professeur du Val-de-Grâce pourquoi il ne nous a pas fourni, avant tout, des documens sur l'origine, le développement de cette alarmante affection sous la zone torride. Cependant de cette considération je vois jaillir un flot d'indications. En effet, est-ce une modification atmosphérique (1) ? Est-ce une modification organique (car tout organico-morbide a sa cause dans la nature; soit que l'action sévisse à l'extérieur, soit qu'elle frappe intérieurement, elle est toujours la conséquence de la propriété relative ou absolue d'un corps) qui dépeuple l'Inde? Cette modification n'a-t-elle pas son analogie dans ces localités qui sont le théâtre des affections, tant endémiques qu'épidémiques, qui désolent à certaines périodes de l'année plusieurs de nos contrées?

Ces motifs, sur lesquels M. Broussais s'appuie pour établir sa

---

(1) L'augmentation de la chaleur terrestre ne serait-elle pas la cause de l'affection épidémique qui décime la France? L'électricité terrestre, en agissant sur l'atmosphérique, n'aurait-elle pas fréquemment pour intermédiaire l'électricité animale?

L'expansion de cette cause dévastatrice a reçu des explications, des interprétations aussi nombreuses que peu naturelles; certains médecins naturalistes, après avoir lancé dans les airs des cerfs-volans auxquels ils avaient attaché des fibres musculaires, s'étant aperçu qu'en abordant la terre, ces fibres étaient couvertes de mouches qui n'avaient pas leur analogue parmi les insectes qui vivent sur notre sol, en ont tiré la conséquence que l'épidémie augmentait, diminuait, changeait de climat selon que le nombre de ces insectes s'accroissait, décroissait, se portait sur telle ou telle latitude ; d'autres praticiens, ayant été frappés d'une exhalaison ferrugineuse, en ont à l'instant déduit la conséquence que le choléra-morbus en était l'effet naturel. Enfin une hypothèse un peu plus raisonnable, quoique n'étant pas davantage en harmonie avec l'observation, consiste à considérer les courans d'eau comme étant les canaux de la propagation.

En parcourant en observateur les localités qui ont été dévastées par les distinction , ne sont point basés sur les faits : le choléra-morbus , comme la fièvre jaune , a besoin d'un aliment ; et cet aliment n'est point la chaleur , comme le pense M. le réformateur , mais bien l'électricité. D'ailleurs , le secours des émanations marécageuses n'est point indispensable au déploiement de la fièvre jaune , comme le prouve l'exploration d'un grand nombre de localités où elle a éclaté. Voilà ce que nous osons avancer contradictoirement à M. l'innovateur , en nous appuyant toujours sur les faits.

S'il est vrai que le fléau cholérique n'ait respecté aucun pays , il faut convenir également que , quelle que soit la latitude septentrionale ou méridionale où il s'est manifesté , il y a crû ou décru selon que la température s'est abaissée ou s'est élevée. L'extinction du choléra-morbus en Pologne, en Russie, en Prusse, en Angleterre , à l'approche des frimas , sa réapparition à Berlin, à Moscou , à Londres , à Varsovie , au printemps , justifie cette assertion.

Le catarrhe convulsif du nord et de l'est de l'Allemagne , dont

---

épidémies, en suivant attentivement, l'apparition , le développement, la disparition subite du fléau cholérique lors de violens tourbillons (à Stettin , à Londres , par exemple) , sa réapparition à l'instant de la cessation des orages, n'en doit-on pas conclure que l'action électrique incarcérée, fouettée par la réverbération des versans auxquels sont adossées les habitations des malheureux qui sont devenus la proie du courroux de l'autocrate du Nord , est la cause la plus puissante, la plus active, la plus déterminante de cette cruelle affection , contre laquelle est venu se briser , se fracasser l'orgueil de l'empirisme ? En effet , à Messigny, à Asnières , comme à Orgeux , à Circy, en l'année 1825 ; comme à Noiron , à Mirebeau , en l'année 1832 , les épidémies qui ont régné dans les uns comme dans les autres de ces villages se sont développées au sein d'un bassin ardent qu'avait embrasé l'électricité incarcérée par des montagnes où venaient se rompre les courans d'air qui servaient de matrice à leurs molécules pestiférées. Si la putréfaction des insectes atmosphériques , si l'exhalaison ferrugineuse, si les courans d'eau étaient les agens provocateurs de cette affection hideuse , les pays plats comme les vallons seraient soumis à leur influence morbide ; et cependant nous la voyons sévir avec beaucoup plus de fureur dans les vallées , dans les pays boisés (Drambon , Montmançon), où l'air circule sans obstacle (*).

(*) Tanay, Viévigne, qui sont construits sur un plateau, n'ont pas encore présenté de cas, tandis qu'ils s'en est manifesté plusieurs à Pontailler, qui est construit en amphithéâtre.

nous entretient M. Broussais, a été le précurseur de cette affection pulmonaire qui a régné épidémiquement dans plusieurs villes
de France, et dont un grand nombre de Dijonnais ont été victimes,
comme le choléra-morbus allemand a été l'avant-coureur du fléau
qui dévaste dans ce moment notre belle patrie (1).

J'insiste sur cette considération, parce que M. Broussais l'a
examinée trop superficiellement, d'une part, et que, d'autre
part, il paraît nier l'existence de la grippe (catarrhe épidémique).
Cette négation s'explique : M. le réformateur, dominé par cette
idée qu'une inflammation, quelle que soit son siège, quelle que
soit sa cause, est toujours subordonnée à une inflammation stomacale idiopathique ou sympathique, n'a aperçu dans les troubles
organiques signalés par les praticiens du nord que des effets gastriques; et la preuve, je la puise dans l'assertion suivante.

« Dans cet hôpital militaire, nous avons éprouvé des avant-
« coureurs de cette affection, non pas la grippe (car nous y
« avons eu l'année dernière très-peu de catarrhes convulsifs, et
« même je croyais à peine à l'existence de cette grippe, puisqu'il
« y en avait ici fort peu d'exemples); mais nous avions vu se dé-
« velopper cinq semaines avant l'apparition du choléra une grande
« susceptibilité dans l'appareil de la digestion. Nous avons été
« forcés de retrancher beaucoup d'alimens à plusieurs de nos
« convalescens, et de renoncer à quelques moyens de révulsion
« interne que nous opposions aux catarrhes et aux péripneumo-
« nies (2). »

Ainsi, M. Broussais est tellement épris de l'inflammation de
l'estomac, qu'il ne saurait croire à la grippe, quoiqu'il en ait,
de son aveu, plusieurs exemples sous les yeux. D'ailleurs,

---

(1) La grippe et le choléra-morbus ne seraient-ils pas deux effets de la
même cause, agissant à des degrés différens d'intensité ? Nous examinerons
cette question, lorsque nous publierons nos considérations sur ces affections
tant endémiques qu'épidémiques.

(2) Nous prenons acte de cette déclaration; plus tard nous en ferons
usage pour prouver contradictoirement aux détracteurs de l'équilibre
qu'il n'a point d'analogie avec la méthode de M. Broussais.

M. l'innovateur ne se fonde sur aucune preuve pour établir que le catarrhe, la péripneumonie, dont il nous entretient, ne se sont pas développés sous l'influence de causes analogues à la grippe allemande, qui a régné épidémiquement à Lyon et en beaucoup d'autres villes voisines. Pourquoi Paris, qui a offert tant de victimes au choléra, n'aurait-il pas reçu dans son enceinte le germe destructeur de cette affection catarrhale?

La considération de la susceptibilité de l'estomac, sur laquelle s'appuie M. Broussais pour élever sa dissidence, n'est-elle pas une circonstance pathologique favorable à cette opinion? En effet, la susceptibilité gastrique se manifeste toujours lors des irritations pulmonaires intenses. D'ailleurs, M. le réformateur sait probablement qu'en thèse générale l'irritation d'un appareil détermine toujours la susceptibilité fonctionnelle des appareils qui vivent sous l'influence d'un même centre ganglionique nerveux. Et le catarrhe et la pneumonie ne sont-ils pas le résultat d'une exaltation vitale qui végète aux dépens de tout le système d'organes qui est soumis à l'influence du même balancier?

L'exaltation pulmonaire, comme l'exaltation stomacale, est un état de tourmente qui enraie les ressorts organiques. Or, l'observation, l'expérience, démontrent que l'hématose (1) normale ne peut s'opérer que dans le calme de l'acte pulmonaire, comme le chyme vital ne s'opère que dans le calme de l'acte stomacal. Préparés lors de l'agitation pulmonaire, de l'agitation stomacale, et le sang et le chyme perdent les conditions favorables à la réparation qui perpétue l'espèce en maintenant l'équilibre.

Et, en admettant que cette susceptibilité ne fût pas née de l'affection pulmonaire, les moyens de révulsion interne que

---

(1) Comme le sang fomente l'énergie nerveuse, de même de l'énergie artérielle s'élève l'activité nerveuse. L'action du fluide nerveux est au fluide sanguin ce que le fluide sanguin est au fluide nerveux. Nous baserons cette grande vérité sur les faits, lors de la publication de notre mémoire sur les correspondances des fluides.

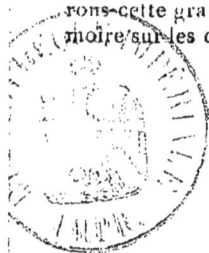

2.

M. Broussais opposait aux catarrhes, aux péripneumonies, n'étaient-ils pas assez puissans pour la développer?

« Nous faisions ici, dit M. l'innovateur, des essais sur l'em-
« ploi du tartre stibié dans les péripneumonies, et nous avons
« obtenu des succès assez marquans dans le fort de l'hiver;
« mais tout-à-coup nous nous sommes aperçus qu'il n'était plus
« possible de mettre un grain de tartre stibié dans le canal di-
« gestif de certains malades, sans développer des accidens ex-
« trèmement graves. »

Nous demanderons au savant professeur si le tartre stibié, que les physiologistes expérimentateurs ont placé à juste titre au rang des poisons, n'appartient pas à la section des agens at-tractifs (excitans des auteurs), et si les excitans, dont le tartre stibié est le prototype, n'occupent pas une place distinguée dans la méthode rasorienne, contre laquelle M. Broussais s'est élevé, en faisant l'analyse critique des productions italiennes et anglaises; méthodes qui ont, sous le rapport du traitement, la plus grande analogie avec la médecine physiologique (de M. Broussais). Et en effet, MM. les Anglais, MM. les Italiens, comme M. le réformateur, saignent leurs malades à syncope; MM. les rasoriens anglais et italiens administrent le tartre stibié; M. Broussais administre également le tartre stibié.

Et pourquoi, M. le novateur, faites-vous aujourd'hui la cri-tique amère d'une substance dont vous explorerez les propriétés demain ? Cette conduite est peu conséquente : on est toujours blâmable, je dirai même criminel, de faire sur l'homme l'essai d'un poison. Oui, misérables, qui avez exploité et nos expériences sur les animaux et nos veilles, pour nous confiner dans l'obscu-rité, tremblez, des milliers de victimes crient à la vengeance ! Mais suivons sur la voie des sympathies les effets du tartre stibié : « Et plusieurs ont rejeté ce tartre, et ont éprouvé des
« convulsions gastriques; quelques - uns, et particulièrement
« deux, ont été pendant seize jours presque sans pouls, et se
« trouvaient exactement dans l'état où vous voyez les choléri-
« ques, excepté qu'ils n'avaient point perdu complètement le

« pouls; mais ils étaient dans une extrême stupidité; ils avaient
« les yeux rouges, les extrémités froides, le pouls fugitif; ils
« vomissaient et ils avaient des selles fréquentes. »

Ce tableau morbide est esquissé beaucoup trop légèrement
pour qu'il s'en échappe quelques reflets sur les indications à remplir dans cette occurence pathologique. En effet, pour obtenir
des données positives sur le traitement d'une affection, il faut
parfaitement en saisir les indications. Et comment peut-on apprécier les indications curatives si l'on ignore qu'à tel trouble
fonctionnel correspond tel phénomène morbide? Cependant n'est-
ce pas sur la connaissance précise du siége qu'est fondée l'attraction correspondante? mais pourquoi parler le langage de l'équilibre à un profane?

Si M. Broussais eût compris les attractions correspondantes au
foyer, il n'aurait pas assurément fait des essais sur le tartre stibié :
car il doit avoir trop de bon sens pour ne pas comprendre combien l'emploi de la révulsion interne présente de chances défa-
vorables dans le traitement des péripneumonies, des catarrhes.
Les animaux auxquels on fait ingérer des quantités minimes (1)
de tartre stibié éprouvent des contractions anormales de l'estomac
(convulsions gastriques). Si ce résultat expérimental est ignoré
du réformateur, nous nous empressons, dans l'intérêt de l'humanité, de le lui faire connaître.

Mais ne nous alarmons point sur le traitement incendiaire de
l'innovateur : dans l'instant il nous apprend que cette maladie,
traitée par les antiphlogistiques, céda aux médicamens.

Nonobstant la pratique infaillible du docteur, ne serait-on pas
autorisé, d'après le tableau comparatif de M. Proust et par cette
considération signalée par le premier professeur du Val-de-Grâce
« mais les malades furent long-temps froids », à élever des doutes
sur l'efficacité des médicamens du réformateur? Mais n'anticipons
pas; à l'article *Traitement* nous discuterons cette question.

---

(1) Huit grains administrés en huit jours à un jeune chien de quatre mois
ont produit de larges ulcérations sur la muqueuse stomacale.

M. Broussais, applaudissant à ce succès, s'écrie : « Je vous
« avouerai que ce traitement n'a pas peu servi à me décider dans
« le traitement de l'épidémie. » M. le réformateur ne s'est-il
pas trop empressé d'accueillir un tel augure ? La persistance du
froid chez ces malades me porte à le penser.

Dans quelle circonstance organique, en effet, apparut-il, se
maintint-il chez les choleriques du Val-de-Grâce ? Essayons de
donner anatomiquement la solution de cette question.

Et, d'abord, la santé n'est-elle pas l'expression de l'équilibre
d'action des puissances attractives et répulsives, se déployant dans
chaque département, dans chaque balancier, dans l'organisme
enfin ?

Si l'état normal naît de l'équilibre des puissances attractives
et répulsives, la situation anormale doit nécessairement découler
de la prédominance d'action de l'une sur l'autre. Lorsque c'est
l'attraction, de la trame envahie s'élèvent des phénomènes de
l'exubérance vitale ; dans l'hypothèse opposée, ce sont ceux de la
répulsion qui se manifestent dans le même département, et
successivement dans le plateau correspondant du balancier auquel appartient l'organe dominé : l'action de l'une est toujours
la conséquence de l'action de l'autre. De là l'accumulation ou le refoulement du fluide dans le même département, et successivement
dans le plateau correspondant ; selon qu'il y a suractivité attractive, ou suractivité répulsive dans un ou plusieurs départemens
qui concourent à la formation du plateau opposé du même balancier, l'activité pulmonaire, cordiale ou pulmo-cordiale, enraie
la fonction périphéri-musculo-osseuse de la cavité pectorale et
de ses appendices. L'inflammation des organes renfermés dans la
cavité abdominale détermine l'inaptitude périphéri-musculo-
osseuse des enveloppes de cette cavité, ainsi que de ses appendices.
Mais déployons cette pensée sur l'échelle des corrélations organiques.

Les expansions musculo-muqueuses échappées au plexus inférieur sont intestinales et génito-urinaires. Oui, Messieurs,
comme les expansions musculo-périphériques des extrémités infé-

rieures , elles font partie de la sphère lombo-sacrée, comme elles reçoivent l'action ganglionique de cette latitude excitatrice. Ainsi, en physiologiste, M. le réformateur devait parcourir les diverses zones de la sphère lombo-sacrée, avant d'arriver aux signes de la fonction stomacale, c'est-à-dire énumérer préalablement les phénomènes émanés des fonctions génito-urinaires de ses cholériques.

Passons, avec M. le réformateur, au début de la maladie par ses sections supérieures : probablement qu'il a voulu dire sa section supérieure. Mais cette discussion est oiseuse; donnons un aliment plus substantiel à votre attention. Nous avons dit que cette section n'était point anatomique ; de là nous induisons actuellement la conséquence qu'elle n'est point naturelle, conséquemment factice; l'énumération des symptômes, dont l'innovateur l'a escortée, justifie cette assertion, à laquelle les ouvertures cadavériques prêtent leur appui.

Les borborygmes, en effet, appartiennent à la membrane gastro-duodénale ; les mouvemens violens, brûlans dans les intestins, suivent le trajet des expansions, qui rampent dans les surfaces intestinales.

La preuve, je la trouve dans les phénomènes qui se développent consécutivement, tels que des coliques suivies de selles, des crampes, du froid aux extrémités : voilà pour la partie inférieure ; les nausées, les vomissemens : voilà pour la partie supérieure.

« L'invasion par les sections supérieures est le cas le plus rare ,
« dit le réformateur; ils sont constipés , ils éprouvent des nausées,
« une irritation gastrique. Ils sont forcés de vomir; des crampes
« arrivent dans les extrémités supérieures ; la gorge se dessèche,
« devient chaude, brûlante, douloureuse. Ils ont des crampes des
« muscles à la mâchoire supérieure. »

L'invasion par la partie supérieure paraît plus rare, parce qu'on l'a confondue avec la gastrite indigène à nos climats; et, d'ailleurs, quel phénomène pourrait établir le caractère distinctif de l'affection entée : gastrite indienne ! gastrite parisienne ! Et l'une et l'autre n'émanent-elles pas d'une puissance attractive ? Leur

caractère distinctif procède de la-nuance. Les gastrites intenses
de nos climats ne déterminent-elles pas des vomituritions, des
besoins de vomir auxquels les malades ne sauraient résister? Les
crampes des extrémités ne s'observent-elles pas dans les affections
aiguës du tube qui se développent dans nos latitudes? Celles des
extrémités inférieures sont spéciales aux irritations inférieures,
par les raisons anatomiques que nous avons produites, comme celles
des extrémités supérieures apparaissent dès l'instant que l'irritation affecte une marche ascensionnelle. Nous savons très-bien que
la gorge est soumise à l'agglomération cervicale, et, de plus, que
les expansions brachiales sont des émanations de l'agglomération
pectoro-brachiale. Oui, Messieurs, cinq années d'une tendance
sans relâche ont ancré notre pratique au hâvre de l'équilibre.

Ces trois genres d'invasion étant décrits, M. Broussais nous
entretient d'un quatrième, l'invasion par les centres nerveux.
Examinons les caractères que M. le réformateur assigne à ce genre
problématique.

« Il n'y a pas alors de dérangement dans le canal digestif; les
« malades éprouvent des tournoiemens de tête et tombent sans
« connaissance; plusieurs soldats ont présenté ces débuts. On les
« a remarqués aussi parmi les gens du monde : ces malades sont
« tombés comme foudroyés. Dans un grand nombre de cas ces
« débuts ont été mortels. »

Qu'elles soient générales, qu'elles soient locales, qu'elles soient
attractives, qu'elles soient répulsives, qu'elles se développent
dans un berceau stomacal, qu'elles se développent dans un berceau
intestinal, toutes les causes provocatrices de cette épouvantable
affection détonnent sur l'organisme, modifient sa contexture en frappant sur la fibre nerveuse de la trame atteinte. Que son invasion ait
lieu à travers les sections du tube, qu'elle s'opère sur les membranes musculo-muqueuses, pulmonaires, stomacales, peu importe; ces nuances ne sauraient naître que de l'activité de la cause
fomentée par la disposition percevante excitatrice. En apercevant le choléra-morbus à travers le prisme anatomico-pathologique,
on ne saurait voir en lui qu'une inflammation extrêmement éner-

gique, qui détruit la trame sur laquelle elle se jette avec la rapidité de la foudre atmosphérique. Ici comme dans la peste, ici
comme dans la fièvre jaune, ici comme dans les empoisonnemens,
ici enfin comme dans toutes les inflammations intenses, les appareils organiques succombent aux actions divergentes attractive et
répulsive.

La trame des départemens soumis à l'influence attractive cède
à l'accumulation de l'élément vital, tandis que celle des départemens dominés par la répulsion s'anéantit sous l'émaciation; et
comme le déploiement de l'un est toujours en rapport avec l'activité de l'autre, plus l'attraction sera énergique, plus la répulsion
sera violente.

Portez vos regards sur ces scènes cholériques où se sont éteintes
tant de familles, depuis que l'épidémie, de bond en bond, envahit
les diverses latitudes de l'Europe; vous y verrez l'énergie des
crampes des extrémités inférieures toujours calquée sur l'intensité des selles, des vomissemens; vous y verrez les crampes des
appendices thorachiques toujours en rapport avec l'engorgement
pulmonaire. Frappé de ces considérations, ne vous écrieriez-vous
pas avec moi : Il existe donc des lois organiques? Oui, Messieurs,
il existe des lois organiques.

Franchissant les considérations sur les prédispositions (1)
et déterminations du choléra, considérations que l'on retrouve,

_____

(1) Heureux de répondre à l'honorable confiance que mes faibles talens
ont inspirée à mes concitoyens dans les circonstances critiques qui nous
menacent, j'ai soumis à mes confrères diverses questions médicales (*),
désirant d'éclairer ma pratique au flambeau de leur brillante et imposante
expérience. Déjà huit jours se sont écoulés depuis leur insertion, et aucun

(*) Les travaux des médecins modernes ont-ils imprimé le cachet des sciences mathéma-
tiques à l'art d'Esculape? Dans l'hypothèse de l'affirmative, quelle est l'essence du choléra-
morbus? De quelle contrée est-il indigène? Emigre-t-il par la voie des courans? Et alors
les molécules expansives ne servent-elles pas de matrices à ces germes que féconde l'électricité? Quelles sont les circonstances favorables à la réception de cet hôte? Quelles sont les
voies d'intromission?
En vertu de quelle loi vitale envahit-il tel ou tel organe, soit que l'ataxie soit primitivement stomacale, soit qu'elle soit pulmonaire, soit qu'elle soit cérébrale? Quelle modification son signalement est-il susceptible de subir en abordant nos climats? La thérapeutique
offre-t-elle dans ses cadres des moyens préservatifs vraiment efficaces? Des traitemens pro-
posés, en est-il un seul méthodique, un seul anatomique?

d'ailleurs, dans les innombrables productions qui inondent, submergent la science : nous arrivons à l'invasion.

La maladie, envisagée sous le rapport de son invasion, a été distinguée par le réformateur en primitive et secondaire : distinction vague qui n'est pas à beaucoup près au niveau des progrès qui ont agrandi le domaine de la science. Quoi qu'il en soit, M. Broussais établit ici trois sections du canal digestif : la section supérieure, dans laquelle se trouve le duodénum ; la section moyenne, dans laquelle se trouvent les intestins grêles ; la section dernière ou inférieure, dans laquelle se trouvent le colon, le cœcum, le rectum.

Les trois sections du réformateur sont arbitraires : il n'existe de distinctions vraiment physiologiques que celles qui sont dé-

---

d'eux n'a répondu à cet appel tout d'humanité ; et cependant n'est-ce pas cette hydre dévastatrice qui a porté l'épouvante, la désolation, la mort, au sein de cette sublime nation dont les héroïques débris ont inspiré l'admiration, commandé le respect à tous les peuples qui se sont élancés vers le noble but de l'indépendance ? Quelle que soit son origine, quelle que soit sa nature, quelles que soient ses voies d'intromission, le choléra-morbus (ataxie du tronc pharyngo-pectoro-abdominal) sévit à Paris, y étend ses ravages, frappe indistinctement toutes les classes de cette grande cité ; riches ou pauvres, tous les hommes sont atteints ; salubres ou insalubres, toutes les localités sont envahies par ce terrible fléau : voilà une assertion de toute vérité. Je sais que cette opinion n'est pas l'expression de la pensée de l'auteur d'un article très - présomptueux inséré dans le *Spectateur*, sous le titre de *Troisième décade*. Mais qu'importe ? la jactance d'un praticien qui n'indique aucun moyen préservatif et curatif rationnel contre cette terrible maladie, et dont la pratique est entachée d'erreurs symptomatologiques et thérapeutiques, ne peut être une autorité pour tout être qui a la faculté de penser. Mais hâtons-nous : les instans s'écoulent, les momens se pressent, déjà la mort étend son sombre voile ; des familles entières succombent aux convulsions d'une affection inconnue conséquemment dans son mode d'expansion, dans son traitement.

Importé par les courans ou versé par la voie pulmonaire, l'élément morbifique a été modifié par la situation électro-atmosphérique de l'atmosphère parisienne, comme il le serait par la situation électro-atmosphérique de l'atmosphère dijonnaise, dans le cas où il éclaterait dans quelques-unes des habitations de cette ville, circonstance qui doit être prise en considération, tant sous le rapport des moyens préservatifs (*) que des curatifs.

(*) L'éditeur dijonnais des leçons de M. Broussais a donné des considérations sur les moyens préservatifs du choléra qui devraient plutôt être considérées comme des scènes de tréteaux que comme une notice hygiénique.

duites de l'extinction des branches nerveuses. Or vous savez probablement très-bien, Messieurs, que c'est un nerf qui a été aussi
mal désigné sous le nom de vague, que mal représenté sous
celui de gastro-pulmonaire, attendu qu'il n'est point vague,
d'une part, parce que l'émanation, la marche, l'extinction de
ses branches sont constantes; et que, d'autre part, ses expansions laryngées, pharyngiennes, duodénales, rénales, spléniques,
hépathiques, ne lui permettent pas également de recevoir la dé-
nomination de gastro-pulmonaire.

Si vous aviez conservé le souvenir de vos dissections (1), car
vos conversations savantes nous ont prouvé que vous aviez autre-

---

La question préalable, celle des préservatifs, a été mal discutée, parce
qu'il manquait à sa solution la donnée principale des circonstances locales
favorables à son développement. Pour appuyer cette proposition, prenons
un exemple. De toutes les localités les plus favorables à fomenter le germe
cholérique, aucune ne paraît plus propice que le cloaque que traverse
Suzon dans son cours. Incarcéré dans une vaste étendue, l'air de ces
cavernes ne saurait être atteint par ces courans qui, élaborant l'air des
habitations en plaine rase, lui impriment les conditions vitales. Exclusivement occupés des exhalaisons ammoniacales, MM. les commissaires ne
nous paraissent pas avoir suffisamment dirigé leur attention sur la circonstance que nous venons de signaler. Cependant ce sont ces incarcérations
aériennes qui ont produit et favorisé le développement des affections
épidémiques qui ont régné à Orgeux, à Cirey et en d'autres villages, tant
sur les animaux que sur les hommes. Ainsi il n'existe qu'un seul moyen de
soustraire les habitans des maisons qui bordent Suzon aux causes provocatrices du redoutable fléau qui étendra probablement ses ravages sur
l'Europe entière, si l'on n'oppose pas à son expansion un traitement méthodique: c'est d'abattre toutes les maisons qui sont construites sur son
cours, de faire plonger les fosses d'aisances de plusieurs pieds en terre, de
le paver dans tout son trajet, de planter de chaque côté des arbres,
qui, lors de la végétation, décomposeront l'acide carbonique. La ven-
tilation une fois établie, le quartier qui a excité si vivement la sollicitude
de MM. les commissaires du onzième arrondissement deviendrait l'un
des plus salubres de notre ville.

(1) L'un de nos confrères (M. Pâris), qui a préparé quelques leçons anatomiques à Paris, a dit à l'un des médecins de cette ville que, nonobstant
nos prétentions à des considérations sur les systèmes, nous serions fort
embarrassé de préparer l'une des branches du trifacial. Que notre présomptueux confrère se rassure : non-seulement nous l'avons disséqué plus
souvent que lui, mais, selon notre usage, nous l'avons toujours dissé-

fois disséqué, vous vous rappelleriez que la branche musculo-muqueuse du plexus inférieur (sous ce nom nous désignons collectivement les branches hémorroïdales, les branches vésicales et les branches utérines et vaginales) va s'éteindre dans le colon ; que cette extinction prépare les voies afférentes et déférentes des intestins inférieurs avec le duodénum, et, par irradiation, avec l'estomac, le foie, les reins, la rate, etc., etc. ; qu'en conséquence la section intermédiaire disparaît au flambeau de l'analyse anatomique.

Les sections du tube intestinal étant établies, M. l'innovateur appelle l'attention de son auditoire sur les inflammations intestinales ; et, à cet égard, il s'exprime ainsi : « Vous savez que « toutes les inflammations intestinales prédominent tantôt dans « l'une, tantôt dans l'autre de ces trois sections. Hé bien ! le « choléra n'est pas affranchi de ces lois : nous avons observé des « débuts par l'une et par l'autre de ces trois sections du canal « digestif. »

Nous avouerons que nous avons fait deux fois la lecture de cette proposition sans comprendre la pensée dont elle est l'expression; cela tient probablement à la sphère étroite dans laquelle circulent nos idées.

La persévérance m'a souvent fait triompher des obstacles : voyons si, dans cette occurence, elle m'armera de ce divin fil, à la faveur duquel on se pratique une issue à travers le labyrinthe de l'erreur.

Dire que toutes les inflammations intestinales prédominent tantôt dans l'une, tantôt dans l'autre de ces sections, c'est dire que l'inflammation prédomine où elle sévit : comment peut-il en

---

qué sur les cadavres des malades dont nous avons suivi les progrès de l'affection qui avait déterminé la mort. Dans l'intéressant mémoire que nous publierons sous le titre de *Charlatanisme dévoilé*, nous prouverons à quelques entêtés que, non-seulement nous nous sommes occupé exclusivement d'une des branches de l'art médical, mais que nous les avons fait marcher simultanément. D'ailleurs, si l'honorable, le premier anatomiste de l'Europe, a tant de supériorité sur les Jeoffroy, Cuvier, Dunotay, pourquoi n'enrichit-il pas la science de ses observations ?

être différemment ? Le cancer ronge la mamelle, parce qu'il s'y implante, comme la cuscule dévore la luzerne sur la tige de laquelle elle s'implante. Voilà de ces vérités banales qui ont été entendues avec calme, disons plus, avec résignation par un auditoire bénévole, tant il est vrai qu'une grande autorité abuse fréquemment de la position dominante où l'a élevée l'opinion publique.

M. Broussais, dans l'exposé des débuts du choléra par la section inférieure, signale les crampes, le froid des extrémités. Prenons acte de cette énonciation de symptômes. Lorsque nous serons arrivé au traitement, nous jugerons si la sagacité de l'auteur en a saisi les indications thérapeutiques qui sont inscrites dans le texte des lois de l'équilibre ; mais suspendons un instant notre marche pour fixer notre attention sur une circonstance organique fort remarquable en pathologie : je veux parler de la situation fonctionnelle respective des divers départemens qui vivent sous la même dépendance ganglionique, dépendance qui a été totalement négligée par l'innovateur dans l'exposé vulgaire dont il a entretenu son auditoire. Mais le réformateur sera bien excusable à vos yeux, si, comme nous osons l'affirmer, il vous fait l'aveu de son ignorance sur les corrélations organiques. Qui, en effet, aurait pu les lui apprendre? Bichat, son digne guide, avait-il découvert les lois sublimes qui régissent l'admirable mécanique animale? (Voir nos *Considérations sur la thérapeutique.*)

Ces considérations ne répondent-elles pas à cette question que s'est adressée l'innovateur : «Est-ce bien le système nerveux « qui a l'initiative ici? n'y aurait-il pas une irritation générale « du tube digestif qui réagit sur le système nerveux ?»

Si dans cette quatrième nuance de l'affection il existe d'abord une irritation générale dans le canal digestif (car c'est l'avis pour lequel la pensée de l'innovateur incline), son invasion devrait offrir le caractère mixte des trois précédentes ; cette hypothèse n'est pas à la vérité justifiée par les rapprochemens des symptômes : voilà probablement la conclusion qui aura fait illusion au

réformateur; mais ne sait-on pas que, lors de l'action énergique
des causes qui frappent simultanément plusieurs systèmes d'appareils, ce ne sont pas les appareils envahis qui offrent les traits
anormaux les plus évidens, mais bien ceux avec lesquels ils
sympathisent. Dans l'occurrence normale actuelle, les muqueuses
où vont s'éteindre les ramifications vagues auront été fortement
frappées ; les expansions percevantes auront communiqué à
l'instant au brachio-dorsal, au lombo-sacré, qui auront fouetté
la circulation encéphalique. De là, ces tournoiemens de tête ; de
là, la perte subite des forces (effets attractifs); et, comme
l'extension des ressorts irritatifs n'a pas déterminé l'extinction
de la vie, l'irritation tend à se déployer sur son centre; les vomissemens, les coliques, constituent le second cortége, le cortége
masqué de l'inflammation cholérique.

Relativement à l'inflammation entée, M. l'innovateur l'a envisagée sous un horizon beaucoup trop circonscrit, en la considé-
rant comme faisant suite aux affections gastriques, colique pulmonaire. En effet, le choléra ne peut-il pas attaquer un individu
qui a une encéphalite, une affection cordiale, une irritation
articulaire périphérique, etc., etc. ? Voilà ce qu'il nous im-
portait de savoir, et ce que M. Broussais laisse ignorer.

Faisant abstraction de cet oubli, suivons avec M. Broussais
cette irritation parasite. « Lorsque la maladie est secondaire,
elle se déclare ou à la suite d'une inflammation aiguë qui est sur
le point de se terminer, ou bien chez un convalescent. »

Pourquoi n'attaquerait-elle pas l'organe dominé par une affection à son périhélie ? Ne voit-on pas, lors des épidémies, des irritations aiguës être activées par les causes provocatrices de ces affections expansives ; nous avons été à même d'en signaler plusieurs
cas, soit à Orgeux, soit à Cirey.

« Chez les malades attaqués d'affection aiguë, continue l'innovateur, c'est ordinairement par les diarrhées qu'elle prend son
caractère de choléra. » Partant de ce principe que le choléra
est une irritation, et qu'il doit, dans son développement, suivre
les lois de la propagande morbide, nous demanderons à l'inno-

vateur, si l'irritation était gastrique, pourquoi le choléra s'annoncerait-il par des selles? Si elles se manifestent, ce n'est que lorsque l'inflammation a débordé par l'anastomose duodénocolite les limites de l'irritation stomacale.

Ces considérations sont applicables, quoi qu'en ait dit le réformateur, qu'elles se déclaraient à la suite d'une affection aiguë qui est sur le point de se terminer, ou bien chez un convalescent d'une affection chronique. Aiguë ou chronique, l'irritation qui réagissait lors de l'arrivée du choléra est toujours accélérée par l'affection épidémique.

M. Broussais est-il fondé à penser que les convalescens tombent dans le ralentissement, parce qu'ils n'ont point de fièvre? Qu'est-ce que la fièvre? Une réaction. Cette réaction n'annonce-t-elle pas une tourmente? et toute tourmente ne livre-t-elle pas l'organisme à la destruction? Donc le choléra sévira plutôt chez les malades affectés de fièvre que sur ceux qui ne sont pas exposés aux orages d'une violente réaction.

Relativement aux symptômes, M. Broussais les divise en trois séries. Dans la première série le réformateur place ceux qui arrivent à notre connaissance par la déclaration même des malades, « qui éprouvent tous, dit l'innovateur, un bouleversement dans le bas-ventre, un sentiment d'ardeur et de feu très-« violent concentré vers l'épigastre. Tous ceux qui sont médecins « disent qu'ils sentent tout leur sang se porter à l'intérieur du « ventre; d'autres croient éprouver des étincelles électriques très-« douloureuses, à la suite desquelles se développe une chaleur « extraordinaire. »

L'homme de l'art qui interroge un cholérique, un paralytique, etc., etc., doit rattacher chaque symptôme, à l'instant de son énonciation, à la trame d'où il naît; grouper ceux qui émanent d'un même appareil, diriger ensuite l'attention de son malade tant sur les autres appareils qui concourent à la formation du plateau d'où s'est élevée la tourmente, que sur les départemens constituant le plateau qui doit fournir à l'attraction l'exubérance à la faveur de laquelle l'irritation cramponnée suffoque ou ronge la trame de l'appareil envahi.

Partant de ce principe si fécond en conséquences thérapeutiques, nous voyons que M. Broussais a suivi dans l'énumération des symptômes la marche anti-physiologique de ses devanciers. Pouvait-il en être différemment? Méconnaissant les voies afférentes et déférentes de l'attraction et de la répulsion organique, le réformateur, comme ses devanciers, ne pouvait tracer les limites de diverses sphères, conséquemment délimiter l'action des plateaux correspondant à chaque balancier; conséquemment établir les confins organiques de chaque appareil, comme l'analyse des symptômes déjà examinés va, Messieurs, vous le prouver.

Le bouleversement dans le bas-ventre chez les huit cholériques que nous avons traités, soit à Magny-Saint-Médard, soit à Montmançon, lors de la dernière recrudescence, s'était développé sous l'influence de l'attraction déployée sur les expansions ascensionnelles musculo-muqueuses-intestinales du balancier de la sphère excitatrice lombo-sacrée, tandis que le sentiment d'ardeur et de feu très-violent, concentré vers l'épigastre, était la conséquence de l'attraction fixée sur les expansions stomaco-duodénales du balancier de la sphère excitatrice médiane (dorsale).

Les étincelles électriques qu'éprouvent les malades se font ressentir lorsque l'irritation, en s'expansant ou en se délocalisant, franchit un abouchement nerveux, par exemple, dans l'occurence morbide actuelle, la duodéno-colite.

M. Broussais a tiré du second ordre de la première série des conclusions qui ne sont point en harmonie avec l'interprétation des lois de l'équilibre : c'est ce dont je vais vous convaincre, Messieurs, en énumérant les divers phénomènes qui constituent ce groupe secondaire. « Et ensuite vient un accablement excessif, une faiblesse musculaire telle que les malades ne peuvent plus se mouvoir. Si l'on en excepte l'apoplexie complète, il n'existe pas de maladie qui rende le corps aussi lourd, aussi passif que chez les cholériques; ils ne peuvent plus se mouvoir; il leur semble être une masse de pierre ou de plomb; ils ne peuvent agiter que les pieds et les mains, mais ils ne peuvent soulever le torse. »

L'accablement excessif, la faiblesse musculaire qui se manifeste, d'après M. Broussais, plus spécialement dans les muscles du torse, tient à une circonstance pathologique qui, jusqu'alors, n'a reçu d'aucun auteur d'explication satisfaisante, et cela s'explique par la physiologie des tissus. Avant que nous nous fussions livré à l'étude des corrélations organiques, les systèmes étaient envisagés indépendamment les uns des autres; aucun auteur n'avait compris qu'il ne peut exister d'organes, conséquemment de fonction, s'il n'y a corrélation d'action non-seulement entre les tissus, mais entre ceux-ci et l'agent provocateur de la fonction; c'est l'ignorance de ce prétexte qui a porté M. Broussais à émettre cette grave erreur, qui refoule la thérapeutique vers les siècles de barbarie. « Cela se conçoit facilement, car le principal point de « l'irritation est dans la longueur du canal digestif, et doit régner « sur la moëlle épinière et les muscles du torse. »

Si l'irritation agissait, ainsi que le pense M. Broussais, des expansions terminales aux branches, des branches aux troncs, des troncs à la moëlle, elle devrait alors envahir l'organisme en totalité aussi simultanément que constamment. Or, il résulte d'observations faites par des médecins très-distingués que les crampes des extrémités inférieures et même supérieures ne se sont pas manifestées chez toutes les personnes affectées du choléra; les contractions anormales des muscles faciaux n'ont été signalées que chez un très-petit nombre de cholériques; et, d'ailleurs, si l'irritation était lancée de la moëlle aux muscles du torse, ceux-ci entreraient constamment en convulsion. Ainsi la proposition du réformateur ne saurait être prise en considération, puisqu'elle n'est pas basée sur les faits appuyés de l'analyse anatomique.

Nous avons dit quelque part que le choléra-morbus n'était primitivement que l'ataxie du tronc pharyngo-pectoro-abdominal, soit qu'il soit importé par les courans, soit qu'il soit versé par la voie pulmonaire : assertion que nous justifions par les faits. Qu'observe-t-on, en effet, au début du choléra détonnant avec violence? De l'oppression à la région pectorale, de l'ardeur à la région pylorique. En vertu de quel modificateur et par quel mécanisme s'opère cette situation anormale? Le modificateur est un extrêmement actif, qui , frappant sur les expansions pulmonaires et sur les expansions stomacales , y exalte l'action percevante qui communique par un tiers (l'anastomose des expansions percevantes aux rameaux ganglioniques correspondans) l'activité anormale aux troncs qui vont porter l'alimentation aux organes qui concourent à la formation.

Si les selles ne sont pas très-douloureuses , qu'elles se fassent non pas avec ténesme comme dans les dyssenteries ordinaires, mais facilément et pour ainsi dire à l'insu du malade , comme le prétend M. Broussais, c'est que le siège principal de l'affection cholérique n'est pas dans la trame que sillonnent les expansions ascensionnelles musculo - muqueuses - colites. D'ailleurs , M. Broussais devrait se rappeler qu'il a dit : « Les diarrhées, que « j'avais observées isolément et à des époques différentes, étaient le « plus souvent sans coliques violentes, et cédaient au vin et au dia- « scordium que je donnais dans l'intention de ranimer le ton du « tube intestinal.» Et ailleurs: «Des diarrhées plus graves, accompa- « gnées de ténesmes, étaient rares en Hollande, pays froid et humide « qui n'est point favorable aux inflammations de l'abdomen. »

Poursuivant son énumération, M. Broussais observe qu'avec les selles et les coliques se rencontrent toujours les crampes. Le symp- tôme corrélatif des coliques était un trait lumineux qui devait éclairer la médication du réformateur. Les développemens qui suivent vont vous prouver, Messieurs, qu'il n'a pas, à sa faveur, compris les indications thérapeutiques qui découlent d'une telle simultanéité de phénomènes.

Les crampes sont très-douloureuses ; c'est ce qu'il y a de plus fatigant pour les malades , et ce qu'ils ressentent le plus. On en voit auxquels la violence de la douleur arrache des hurlemens. Eh ! qu'importe au lecteur qu'elles soient plus ou moins doulou- reuses, qu'elles soient plus ou moins fatigantes, qu'elles arra- chent des hurlemens, si on ne lui indique point les régions qui doivent devenir le siège de l'élection des agens dont l'action est appelée à entraver, à détruire l'irritation dont ce phénomène est l'expression ?

Si M. Broussais eût bien étudié, il eût été beaucoup moins surpris de ce que les crampes se manifestent, dans le choléra-morbus, non-seulement aux membres, mais qu'elles affectent aussi les muscles longs-dorsaux. En effet, l'affection cholérique se cramponne le plus fréquemment sur les diverses expansions du pharyngo-pectoro-abdominal, détermine dans chacun des départemens dont elle alimente la trame percevante un foyer d'activité anormale qui végète aux dépens du plateau opposé ; c'est ainsi que l'irritation, cramponnée sur les expansions pharyngo-laryngées du tronc vague, végète aux dépens du plateau extérieur du balancier cervical, et détermine, par son développement, son irradiation aux appareils buccal, nasal, auditif, oculaire, cérébraux antérieurs, les mouvemens convulsifs des muscles faciaux, cervicaux, comme l'irritation des pulmonaires pulmo-cordiales détermine celle des muscles des appendices, des parois pectorales antéro-postérieures ; comme l'irritation des duodénales, des hépathiques, des stomacales, des rénales, détermine celle des muscles abdominaux ; comme celle des musculo-muqueuses, ascensionnelles intestinales génito-urinaires détermine celle des appendices des extrémités inférieures.

Nous trouvons dans l'assertion suivante la confirmation, d'une part, de l'explication que nous avons donnée sur l'essence de la perception des coliques dans le choléra-morbus, d'autre part l'approbation de l'explication des convulsions qui se déclarent dans les longs-dorsaux. « Le malade accuse toujours une irritation « considérable à la région de l'estomac, à l'épigastre ; ces dou- « leurs l'occupent plus que les coliques : ces douleurs l'oppressent, « l'étouffent, l'empêchent de respirer. »

Tels sont les symptômes que l'on doit, d'après M. Broussais, à la déclaration du malade. Cette section établie par M. Broussais n'est pas exacte, attendu que les malades ne peuvent, lorsque le cerveau est envahi, nous faire l'historique de ce groupe, de ce système, et que, d'ailleurs, le médecin anatomico-semilogique peut, privé de la confession du malade, les recueillir lui-même. Mais passons, avec M. Broussais, aux signes dont les malades ne parlent pas.

3

Ce groupe est ainsi énuméré : « Les muscles sont diminués
« sous la peau ; les yeux sont excavés, rétrécis, secs, atrophiés au
« bout de quelques heures. L'œil est rétréci d'un quart, quelque-
« fois de moitié : on dirait que les yeux sont retirés vers la nuque,
« dans l'intérieur du crâne, à l'aide d'un fil. L'aspect du malade
« est hideux. Sa face est grippée d'une manière toute spéciale à
« ses affections ; mais ce que l'on remarque avec le plus d'éton-
« nement, c'est la couleur livide dont cette face s'imprègne à
« mesure que la maladie fait des progrès. Ses extrémités se re-
« froidissent ; la langue est d'ordinaire froide, plate, sèche,
« pâle, large ; le pouls faible. Les malades se tiennent dans une
« attitude immobile, sur le dos. »

Nous allons examiner attentivement chacun de ces symptômes.

La saillie des muscles à travers la peau tient à la privation du
fluide graisseux qui est soustrait à ses cellules par les absorbans
des plateaux extérieurs périphéri-musculaires de ces régions,
et dont l'action devient d'autant plus active que les foyers
développés dans les départemens constituant les plateaux intérieurs correspondans sont et plus énergiques et plus nombreux, et que l'absorption cellulaire, étant la succursale de l'artérielle, doit alimenter tous les organes qui sont privés des matériaux nutritifs que les fonctions pulmo-cordiales sont destinées
à leur préparer.

Est-il bien vrai, comme le prétend le premier professeur du
Val-de-Grâce, que les yeux soient excavés, secs, rétrécis, atrophiés? Des neuf cholériques que nous avons observés tant à Noiron-
sous-Bèze qu'à Montmançon et à Magny-sur-Albane, quatre
d'entre eux présentaient plusieurs des phénomènes qui sont con-
sidérés par le praticien comme composant le groupe qui escorte
la dernière période cholérique.

Le plus frappant des traits anormaux qui a été signalé à notre
investigation, c'est la retraite de la rétine, sous la paupière supérieure. Circonstance pathologique qui n'est pas, d'ailleurs, ca-
ractéristique du choléra-morbus: nous l'avons remarquée chez tous
les adynamiques.

A quoi tient cette anormalité? Est-ce, comme l'insinue l'in‑
novateur, à ce que les yeux sont excavés ; mais cette prétendue
excavation est orbitaire et non oculaire; la triple expression de
secs, rétrécis, atrophiés, étant le relief d'une même pensée, nous
l'envelopperons d'un seul coup d'œil.

L'œil se sèche, l'œil se rétrécit, l'œil s'atrophie, quand les
humeurs diminuent, soit qu'ils se soient écoulés par une plaie,
soit que l'inflammation ait détruit l'aptitude fonctionnelle des
membranes qui les préparent. Adoptant cette dernière hypothèse,
nous demanderons au réformateur si l'appareil est réellement
atrophié (1) et tiré vers la nuque et dans l'intérieur du crâne,
quand, en plaçant des sang-sues sur les expansions extérieures
du balancier cervical, l'œil à l'instant reprend sa position et sa
fonction normale.

La maigreur rapide de la face tient à la circonstance anatomico‑
pathologique que nous avons citée; partout où il y a irritation
il y a appel; partout où il y a appel sur un plateau, il y a sous‑
traction : conséquemment amaigrissement, reploiement de la
trame sur le plateau opposé.

Le refroidissement des extrémités s'élève de l'activité du foyer
pulmo-cordial. Plus le froid est considérable, plus le foyer
est énergique; l'un étant la conséquence de l'autre, peut-il en
être différemment.

Quand l'irritation expansée végète pendant quelque temps avec
vigueur, elle se reploie, avons-nous dit, sur ses centres.

Abandonnant, par la retraite des rayons buccal (2), oculaire,

---

(1) Tous les organes, quelle que soit d'ailleurs leur forme, quel que
soit le fluide qu'ils sécrétent, se replient sur eux-mêmes toutes les fois
que leur fonction cesse. C'est cette circonstance organico-pathologique
qui explique le rapprochement des hémisphères orbitaires après la diminu‑
tion, la cessation de la fonction oculaire : celui des parois pectorales
après la cessation de la fonction plévrale.

(2) Il est important, sous le rapport thérapeutique, de signaler les
symptômes propres à chaque période : cette considération est surtout
applicable aux modifications organiques, qui peuvent être appréciées de
l'appareil visuel.

lacrymal, auditif, nasal, cérébraux, la sphère antero-crano-
faciale, l'irritation vient par l'anastomose des expansions des-
cendantes hypoglossiennes glosso-pharyngiennes aux expansions
ascendantes pharyngo - pectoro-abdominales se réfléchir sur la
sphère postero-crano-pectorale-appendixale supérieure, et consécutivement abdomino-appendixale. De là cette pâleur linguale,
qui se dissipe d'autant plus que la gorge s'échauffe davantage.

Parmi les phénomènes dus à la déclaration du malade, M. Broussais signale la respiration froide. Nous avons remarqué effectivement ce phénomène à la dernière période, que l'on observe,
d'ailleurs, de même que la retraite de la rétine, la pâleur de
la langue chez les adynamiques.

Le jeu des organes à grande fonction, chez les cholériques
arrivés à la dernière période ainsi que chez les adynamiques, tend
à s'éteindre par la viciation du fluide artériel qui agit dans les
appareils cérébro-pulmo-cordial, et comme moteur et comme réparateur; comme moteur, comme réparateur, il perd à chaque
action stomaco-pulmonaire de ses propriétés.

La petitesse du pouls est encore un caractère qui est également
commun et aux cholériques et aux adynamiques, et même aux
personnes qui sont affectées spécialement de péritonite : maladie qui
a son origine dans la cause que nous avons précédemment énumérée.

M. Broussais a mal observé, lorsqu'il a remarqué que les malades se tapissent dans une attitude immobile, sur le dos. Les
cholériques que nous avons vus présentaient l'affection aux diverses
périodes : aucun d'eux n'a offert un instant ce phénomène; mais
ce que nous avons remarqué, et ce qui est beaucoup plus constant, c'est que les malades labouraient, en quelque sorte, leur
lit de leur tronc, tandis que les mains étaient occupées à dissiper
des allucinations qui augmentaient dans les derniers momens de
la vie. Ce symptôme, prélude de la mort, nous l'avons observé
aux hôpitaux chez tous les adynamiques.

M. Broussais qui, dans l'analyse des traités nosologiques,
s'est élevé si fortement contre les entités, ne s'est pas aperçu que
lui-même établissait une nouvelle entité médicale, en créant

le choléra-morbus de plusieurs pièces données. C'est ainsi que
M. Broussais prétend que l'affection cholérique, pour être sincère, doit être escortée de selles laiteuses en apparence, d'une
décoction de ris, de gruau.

Si M. le réformateur eût mûri et vérifié les affections du foie,
il aurait reconnu l'identité des déjections des personnes qui sont
affectées d'hépatite, avec les selles cholériques. Les selles cholériques sont laiteuses, liquides, odorantes, comme les déjections
qui accompagnent l'hépatite, parce que dans l'hépatite comme
dans l'affection cholérique où elles apparaissent, elles sont toujours la conséquence d'une anormalité d'action, tout aussi bien
que la somnolence cérébrale, la retraite de la rétine sous le voile
mobile, l'aridité nasale, l'ardeur buccale, la sécheresse pharyn-
gienne, la respiration froide, les convulsions stomacales et
intestinales.

Pourquoi M. Broussais n'a-t-il pas parlé des phénomènes que
présentent les fonctions génito-urinaires ?

Le bruit qui s'élève des intestins apparaît dans toutes les irritations intestinales. Il résulte du dégagement des mollécules ga-
zeuses, qui se développent au sein de ces foyers embrasés, à
travers les fluides. Ces bruits, comme les borborygmes, étant la
conséquence des irritations, sont susceptibles de disparaître à
l'instant même de l'attraction déployée sur les centres.

La rapidité avec laquelle les matières cholériques sont élancées,
tient à une circonstance organique qui n'a pas été interprétée du
réformateur, et qui cependant conduit à des inductions thérapeutiques précieuses.

Dans le choléra-morbus comme dans les colites proprement
dites, les matières, en abordant la surface intestinale, déterminent l'impression d'un corps étranger, et tout corps étranger
doit être expulsé de l'économie, quelle que soit d'ailleurs la surface qu'il frappe.

L'assertion suivante du réformateur est-elle bien exacte ? «Vous
« reconnaîtrez toujours le choléra à la présence des flocons géla-
« tineux-albumineux dans les déjections. »

Les flocons gélatineux, albumineux, vous les retrouverez dans les déjections de toutes les personnes qui auront une irritation intestinale, qu'elle soit bornée aux intestins comme dans la colite, qu'elle soit expansée à d'autres appareils comme dans le choléra-morbus.

Nous n'avons pas compris cette étrange phrase du réformateur :

« Il faut faire attention plutôt aux douleurs, parce que rien « n'est plus variable en général et en particulier que la sensibilité « de nos organes. »

L'intensité de la douleur est toujours en rapport avec la nuance de la sensibilité : toutes choses égales d'ailleurs, plus la sensibilité est exquise, plus la douleur est considérable. Interrogez les vieillards, ils vous diront que leur sensibilité s'est graduée sur les diverses phases de la vie.

Dans la seconde leçon, l'innovateur expose à son auditoire sa doctrine.

D'abord il divise en trois séries les traitemens qu'on peut opposer au développement du choléra-morbus.

1° Le traitement stimulant pur;

2° Le traitement stimulant et débilitant, soit alternativement, soit simultanément;

3° Le traitement physiologique.

Mais avant de signaler l'influence de chacun de ces traitemens, M. Broussais examine ce que devient la maladie lorsqu'elle est abandonnée à elle-même ; il la considère dans cette circonstance comme étant toujours mortelle. Il est certain que dans le plus grand nombre des cas elle se termine ainsi. Cependant, d'après le récit des voyageurs, on est autorisé à penser que quelques personnes se rétablissent dans les pays où il sévit avec le plus d'intensité.

Ne nous arrêtons pas plus long-temps à cette considération. Partout où il y a, partout où il y aura des cholériques, partout il y a, partout il y aura des empiriques pour paralyser la tendance réactive, conséquemment activer la marche de l'affection, favoriser sa propagande, comme nous en allons acquérir la preuve en parcourant la série des traitemens dont on a réclamé l'appui pour enrayer, parquer ce germe dévastateur qui vient de projeter ses bras sur cette zone où se balance l'indépendance (les Etats-Unis d'Angleterre) !

Des trois méthodes de traitemens signalées par l'innovateur, la méthode stimulante est celle qui l'occupe d'abord.

« La maladie est modifiée par les stimulans purs. Je prends
« cette méthode la première, parce que c'est la première qui lui
« a été opposée dans l'Inde, à Calcutta, dans les comptoirs anglais,
« dans les possessions anglaises. Cette méthode, purement sti-
« mulante, consiste à donner des liqueurs spiritueuses, comme
« l'eau-de-vie, du rhum, de l'eau de genièvre. La mortalité est
« effrayante sous l'influence de cette méthode, continue l'inno-
« vateur; cependant quelques exemples de crises heureuses se pré-
« sentent : telles sont les ressources de la nature humaine, que
« ce qui semblerait devoir exterminer un homme fait quelquefois
« son salut, et cela par voie de révulsion. »

Le traitement stimulant est d'autant plus pernicieux aux malades, que dans le choléra-morbus l'estomac est irrité, soit primitivement, soit consécutivement, et qu'en déposant sur sa surface des substances attractives, on ne peut qu'ajouter à l'excitation morbide ; mais chez les personnes heureusement constituées l'estomac se dégage quelquefois de l'excitation anormale, en la déversant par les expansions dorsales sur les surfaces musculo-périphériques : c'est ainsi que le quinquina agit lorsque la réaction s'opère; c'est ainsi que le tartre stibié produit quelques guérisons.

Voyons les causes qui ont présidé à la faveur qui a été accordée aux productions du grand Brown.

« Il faut convenir, toutefois, que sur ce phénomène des révul-
« sions l'enseignement est beaucoup trop stérile, parce que les
« révulsions sont subordonnées aux sympathies, aux synergies qui
« existent entre les organes, et qu'on a abandonné cette étude
« pour se livrer exclusivement aux expérimentations.

Nous sommes loin de contester cette assertion, qui est vraiment de toute vérité.

Ces révulsions sont subordonnées aux sympathies ; les sympathies ayant été mal etudiées, les révulsions ont dû être méconnues. Pour les comprendre, il fallait étudier davantage le
rapport des tissus entre eux, saisir leurs corrélations : c'est ce
dont aucun praticien ne s'est occupé jusqu'alors, pas plus Bordeu
que Bichat, pas plus Bichat que Broussais, etc., etc., etc. (Voy.
nos considérations générales.)

M. Broussais rassure ses lecteurs par les considérations sui-
vantes : « Tel est l'esprit humain : toutes les fois qu'une nouvelle
« méthode est vantée et célébrée, alors des hommes éminens,
« des hommes appartenant à des corps savans, illustres, ou d'une
« grande réputation, ou d'un grand titre dans le monde, se pré-
« cipitent dans ces expériences ; il faut qu'on s'en sature avant
« qu'on puisse apercevoir les inconvéniens qui en résultent. »

La médecine physiologique (de M. Broussais) ne doit-elle pas
son extension dans les deux hémisphères à cette faveur ? L'auteur,
en la publiant, n'a-t-il pas compté sur ses nombreux titres ?

Les idées ont deux voies de propagation : celle que leur fraie la
vérité dont elles sont l'organe ; celle que leur prépare l'erreur
appuyée du charlatanisme. La marche des unes est éternelle ;
celle des autres est éphémère.

Poursuivant son système d'exclusion, M. Broussais nous dit :
« C'est ici que la méthode de Brown a dû faire de nombreuses
« victimes avant que l'on reconnût les dangers qui y sont attachés. »

Oui, le système de Brown dont le réformateur, tout en le com-
battant, s'est montré l'apologiste, puisqu'il emploie le tartre
stibié dans la pneumonie, comme il nous en a fait lui-même
l'aveu dans l'instant, et le quinquina pour les fièvres intermit-
tentes.

Si le traitement a fait de grands ravages, c'est surtout lors des
épidémies de fièvres que tous les médecins traitent par le quinquina et tous les médicamens à propriétés empiriques. M. Broussais considère comme constatées les crises que les personnes sti-
mulées éprouvent. « Ces crises, dit-il, ont lieu par les sueurs ;
« ce sont particulièrement des sueurs déterminées par le vin, le

« punch, les liqueurs spiritueuses qui sauvent ces malades de la
« mort. »

Voilà un avantage, à la vérité, qui jette le malade sur le bord
de sa tombe ; mais on ne saurait le contester, et c'est ce que
M. Broussais a prudemment fait.

Après avoir signalé les avantages, l'innovateur fait l'esquisse
des inconvéniens.

« Le premier inconvénient est que, si cette méthode est compa-
« rée à une autre dont nous allons parler, elle doit être trouvée in-
« finiment plus vicieuse, parce qu'il y a beaucoup plus de morts.»

L'assertion de M. le réformateur est inexacte. M. Magendie,
dont la méthode a assurément éprouvé le moins de revers, a
soumis ses malades à un traitement stimulant pur. Le punch, le
rhum, ont été ses médicamens de prédilection.

M. Broussais n'est pas plus fondé dans la seconde objection
que dans la première.

« L'autre inconvénient, c'est que ceux qui ont été guéris par
« cette méthode stimulante conservent souvent un état morbide du
« canal digestif, et même de toute l'économie ; état morbide
« qui persévère toute la vie. »

En effet, au désavantage de la méthode tonique, la méthode éclectique joint celui de paralyser la réaction en enchaî-
nant les forces par la soustraction du fluide vital ; mais voyons
l'esquisse que M. Broussais en a tracée.

Cette méthode (l'éclectique) consiste d'abord à saigner, ensuite à provoquer des évacuations, tantôt par le haut au moyen
de l'ipécacuanha ou du tartre stibié, tantôt avec le calomélas et
quelques autres drastiques ; et à tenter ensuite le développement
de la sueur par les sudorifiques, par les bains extérieurs et par
la chaleur appliquée à l'intérieur.

On administre ensuite les narcotiques qui paraissent appropriés
aux douleurs et aux mouvemens nerveux ; mais on les administre
sans avoir préalablement réduit l'état inflammatoire.

Examinons successivement chacune des phases de ce traitement,
auquel l'innovateur donne sa sanction, à une exception près.

La saignée, qui constitue la première période de ce traitement, est irrationnelle, antiphysiologique. En frappant sur tous
les organes, elle prive et les appareils normaux et les appareils
anormaux d'un fluide utile pour les uns, puisqu'il favorise la
réaction, utile pour tous, puisqu'aucun organe ne saurait vé-
géter sans le secours d'une alimentation continue ; indispensable
également aux uns et aux autres lors de la convalescence, puisque la vigueur d'une fonction est toujours en rapport direct
avec la force de l'appareil qui est le théâtre de son action.

La méthode de la dépression est une méthode barbare, usée,
qui doit être proscrite.

Relativement à la méthode évacuative, nous dirons qu'elle
est d'autant plus dangereuse qu'on la fait précéder des saignées,
et que l'organe sur lequel leur action frappe est enflammé.

M. Broussais, en pensant qu'il vaut mieux affaiblir par les
saignées avant de stimuler, n'est-il pas dans l'erreur? L'expérience
ne nous paraît pas favorable à cette assertion. Consultez, en effet,
les parens des diverses personnes qui succombent journellement ;
ils répondront : Ils ont été saignés, ils ont été purgés ; et
même, afin de ne rien omettre, ils ont été tonifiés pour réparer
les forces enlevées par les saignées.

Les résultats de la seconde méthode, dit le réformateur, ne
sont avantageux qu'autant qu'on les compare à la marche spon-
tanée, puisqu'il est reconnu que le choléra spontané est constamment mortel.

Nous nous sommes déjà expliqué sur l'assertion du réformateur. Sa mortalité constante n'est point exacte. Une multitude
de faits déposent en sa défaveur ; mais suivons le réformateur
dans l'exposé de son parallèle.

« Il vaut mieux exposer le malade à une stimulation outrée
« que de le laisser périr ; mais il vaut encore mieux, avant de
« le stimuler, l'affaiblir par les saignées ; et les malades, dans ce
« traitement, meurent plus tard que dans la précédente méthode.»

Le précepte de M. Broussais n'est-il pas barbare? Les souf-
frances d'un cholérique ne demandent-elles pas grâce pour lui?

Le tableau effrayant que les auteurs de tous les temps ont tracé de ces malheureux, luttant contre les derniers instans d'une vie convulsive que dévore la douleur, ne disent-ils pas que ce n'est pas en l'exposant aux flots orageux d'une pratique banale qu'on l'arrache au sein de la tempête qui menace d'anéantir son organisation? La thérapeutique tonifiante, comme la pratique purgante, ont un vice radical. Le trouble qu'elles réveillent dans une trame qui tend à s'assoupir, en agitant de nouveau l'organisation, ne brise-t-il pas les derniers momens d'une réaction qui peut rappeler l'équilibre?

Les excitans, tels que le punch, n'ont-ils pas des propriétés moins actives que les éliminateurs, tant supérieurs (les vomitifs) qu'inférieurs (les purgatifs)? les uns n'ont-ils pas plus d'analogie avec les élémens d'assimilation que les autres? L'estomac, les intestins, en refoulant les éliminateurs, ne dévoilent-ils pas en eux des propriétés absolument délétères? propriétés qui ne peuvent que contrarier la nature dans ses tendances, surtout lorsqu'on ne leur imprime point la direction que l'agent protecteur se disposait d'adopter lors de l'élimination du principe morbifique.

L'article nécropsie des leçons du réformateur est incomplet, puisqu'il n'y a pas signalé l'état de l'appareil respiratoire, ainsi que celui du sécréteur de la bile, des urines, de la transpiration cutanée. De cette omission ne doit-on pas conclure que le premier professeur du Val-de-Grâce n'a pas compris que le choléra, à son origine, était la conséquence de l'irritation déployée primitivement sur les diverses expansions du tronc pharyngo-pectoro-abdominal. Cette opinion trouve sa justification dans les indications curatives qu'il a entièrement méconnues; c'est ce que nous prouverons à l'article traitement; mais passons aux pronostics.

Les pronostics tendent à justifier cette vérité qui saille dans les ouvrages du réformateur, qu'il hésite, qu'il craint, qu'il redoute de soumettre sa méthode à l'exploration du raisonnement, de l'exposer à la décision du tribunal de la logique.

« Les sujets bien portans, attaqués du choléra, nous dit
« l'innovateur, sont facilement guéris lorsque la maladie a été
« prise de bonne heure. »

Cette assertion est contradictoire à l'expérience, est contradictoire à l'induction ; contradictoire à l'expérience qui nous af-
firme qu'un très-grand nombre de malades bien portans, fort
vigoureux, ont été traités à la naissance de l'invasion par la
méthode déplétive, qui n'a produit d'autre résultat que l'accélé-
ration des phénomènes morbides.

Contradictoire à l'induction, si puissante en thérapeutique,
qui nous démontre toujours les funestes conséquences de la barbare, de la hideuse méthode de l'épuisement, méthode qui devait être refoulée à sa naissance vers les siècles de barbarie,
qui ont désolé tant de familles. N'est-ce pas une tache imprimée
à l'époque vivifiante à laquelle nous appartenons, que l'accueil
bienveillant dont on a honoré la médecine dite physiologique?

J'ai dit quelque part que M. Broussais n'était pas habile à
saisir les indications. Cette assertion en est la preuve évi-
dente : « Les jeunes guérissent plus facilement que les vieux. »
Pourquoi guérissent-ils plus facilement ? C'est qu'ils jouissent
d'une constitution plus propice aux réactions. De cette considération l'innovateur ne devait-il pas conclure que la saignée
remplit une contre-indication?

M. Broussais, après avoir avoué son incapacité à établir les
comparaisons des sexes, s'occupe de la nature des débuts de la
maladie.

« Si elle commence par les voies inférieures, par une diar-
« rhée bénigne, on a le temps d'agir ; on peut l'arrêter. »

La médecine ne sera une science exacte qu'autant que les principes qui la constituent seront applicables à tous les cas.

Diarrhée, constipation, tournoiemens, tout doit être com-
battu avec un égal succès, si la médecine est une science de
vérité.

Comment M. le premier professeur du Val-de-Grâce, s'il
considère le choléra-morbus comme étant une inflammation,

c'est-à-dire ayant de l'analogie avec la gastrite, lorsque les accidens prédominent la partie supérieure du tube, ou comme
une irritation intestinale si elle prédomine la partie inférieure ,
a-t-il pu considérer les malades comme occupant une position
désespérée toute fois que l'affection prédomine les parties inférieures? Voilà qui n'est point rassurant pour l'époque.

Établissant une triple section du tube , il était à présumer que
M. Broussais les examinerait successivement en parlant des
débuts cholériques; c'est effectivement le plan qu'il s'est tracé
dans ses *Leçons sur le Choléra-Morbus.*

« Lorsque l'invasion de la maladie a lieu , dit l'innovateur à son
« auditoire, par les parties moyennes, il en est de même. Lors-
« qu'elle se borne à de légers borborygmes , à une tension , il est
« facile d'arrêter la maladie. »

Nous l'avons dit : il ne saurait exister une troisième fraction
du tube , comme l'entend M. Broussais; si toutefois elle apparaît , ce n'est que lorsque l'irritation inférieure adopte
une marche ascensionnelle , ou lorsque l'irritation supérieure
affecte une marche descendante ; alors l'une se convertit en
l'autre. La gastrite devient colite , et réciproquement. Voyez
ces malades affectés de gastrite , avec constipation , qui éprouvent
du soulagement ; ce soulagement est toujours précédé de diarrhées qui sont la conséquence de l'irritation délocalisée. A la
partie supérieure , l'irritation détermine la constipation; à la
partie inférieure , l'irritation détermine les déjections. Il ne saurait donc y avoir d'état intermédiaire.

En suivant avec attention le réformateur dans l'exposé de ses
pronostics , nous relevons une erreur que nous avons déjà signalée.

« Lorsqu'au contraire la maladie a beaucoup de durée, et que
« les crampes, qui sont la preuve de la stimulation des intestins se
« communiquent à la moëlle épinière, ont commencé ; lorsque
« les malades sont saisis d'une grande anxiété , d'agitation , de
« malaise dans toute l'étendue du ventre , ils sont alors beaucoup
« plus exposés; lorsque ces symptômes ont disparu , qu'il ne

« reste plus que les vomissemens et l'anxiété, il y a beaucoup
« plus d'espoir de guérir. »

M. Broussais est dans l'erreur s'il pense que les crampes soient
la preuve que la stimulation des intestins se communique à la
moëlle épinière. Cette découverte, si toutefois M. Broussais veut
s'en attribuer l'honneur, est une erreur que l'ignorance de l'innovateur sur la corrélation des tissus peut seule excuser. En
effet, par quelle voie anatomique s'opérerait cette communica-
tion? car ici nous ne sommes pas plus autorisé à admettre une
voie d'atmosphère, qu'une voie d'abouchement. Je pense que
M. Broussais serait fort embarrassé, ainsi que ses sectateurs, de
répondre à cette question : d'ailleurs, si les muqueuses déver-
saient ainsi leur irritation sur la moëlle, pourquoi les diverses
parties de l'axe ne seraient-elles pas envahies lors de l'irritation
de leurs muqueuses correspondantes? En nous éclairant du flambeau de l'analyse, nous signalons dans les membranes splanc-
niques deux tissus, l'un sousjacent (musculaire), l'autre extérieur (muqueux). Ces tissus sont également sillonnés par un système qui leur est commun. Donc, toute fois que l'action modifiante frappe la membrane ambiante, la musculaire reçoit le contre-
coup.

L'anxiété, l'agitation, le malaise que les malades éprouvent,
d'après le réformateur, dans le ventre, ne sont que l'exposé
d'un phénomène unique que M. Broussais a considéré à l'instar
de ses contemporains, c'est-à-dire comme faisant partie d'un
groupe inhérent à chacune des phases cholériques les plus graves.

Si M. Broussais, dans l'histoire qu'il nous a tracée du choléra, eût apporté plus de sévérité dans ses descriptions; s'il eût
rattaché chaque symptôme à la trame organique de laquelle il
s'élève, il ne se fût pas exprimé ainsi : « Lorsque ces symptômes
« (l'anxiété, l'agitation, le malaise) ont disparu; qu'il ne reste
« plus que les vomissemens et l'anxiété, il y a beaucoup plus
« d'espoir de guérir le malade. »

L'anxiété, l'agitation, le malaise étant les synonymes d'une
même expression, M. le réformateur a donc eu tort de fonder

l'espoir d'une guérison sur la disparition apparente de l'agitation, du malaise. Et l'anxiété, et l'agitation, et le malaise, s'élevant de la souffrance organique, toute fois que l'un d'eux disparaît, les autres doivent simultanément disparaître, puisqu'ils sont également les organes de la douleur.

De ces considérations ne sommes-nous pas autorisé à conclure que M. Broussais a tiré une induction vicieuse d'une observation inexacte, lorsqu'il a dit que lorsqu'il ne reste que les vomissemens de l'anxiété, il y a beaucoup plus d'espoir de guérir le malade.

Comment caractériser cette assertion? Il est certain que les chances de succès doivent être d'autant plus grandes que l'affection est moins expansée, et moins il existera de phénomènes morbides, plus circonscrite sera l'affection ; car tout phénomène s'élève d'une lésion organique, et plus il existe de phénomènes, plus il y a de surfaces lésées. Mais pour que le phénomène soit l'expression sincère de telle lésion, il faut qu'il surgisse de la tourmente organico-fonctionnelle avec des traits qui n'ont de dissemblance chez les divers êtres que ceux qui résultent de la nuance de l'aptitude percevante et de la puissance modifiante. C'est pour avoir méconnu cette grande vérité, si féconde en résultats thérapeutiques, que le langage pathologique est devenu celui de Babel. Nous allons voir dans quelle erreur grossière on égare son jugement, lorsqu'on méconnaît les lois de l'équilibre.

« Tous les symptômes n'ont pas la même valeur. Les conges-
« tions cérébrales ne se manifestent guère pendant la violence de
« la maladie. Les sujets peuvent se trouver dans un état d'affais-
« sement de nature à faire croire à une congestion cérébrale ; mais
« si vous leur parlez, si vous les excitez, ils vous répondent très-
« bien. Au contraire, lorsque les symptômes de l'invasion ont
« cessé, et au moment où vous vous flattez de voir les malades
« arrivés à guérison, il peut intervenir une congestion cérébrale
« fort grave, si on ne parvient pas de suite à en arrêter les progrès. »

Toute fois qu'il y a rupture d'équilibre, des appareils constituant l'organisme naissent deux ordres de phénomènes; les uns sont l'expression de la soustraction du fluide vital, les autres l'accumulation : les premiers décèlent la répulsion, les seconds l'attraction. Dans le choléra, pris pour exemple, l'attraction est épanchée sur les expansions du pharyngo-pectoro-abdominal, la répulsion sur les plateaux extérieurs correspondans, ainsi que sur les balanciers cervico-sciatiques, circonstance organico-pathologique qui explique l'affaissement cérébral, tandis qu'on explique sa congestion par l'expansion de l'irritation, par les anastomoses des thyroïdiennes-sous-clavières aux thyroïdiennes-carotidiennes.

Encore une interprétation vicieuse, qui découle également de l'ignorance des résultats sympathiques.

« Quand la maladie se prolonge, quand on a rappelé le malade
« d'état d'asphyxie, qu'on est parvenu à faire disparaître la cou-
« leur noire, les malades ont la langue rouge, brûlante ; ils
« présentent tous les symptômes de la gastro-entérite ordinaire.
« La maladie a changé : c'est une gastro-entérite semblable à celle
« que nous avons à combattre tous les jours. »

L'état d'asphyxie est le résultat de la propagation de l'irritation qui s'étend sur toute l'étendue de l'angle ganglionico-artériel, envahit le cerveau, les organes soumis à la dépendance du plateau intérieur du balancier inférieur, ou l'irritation expansée tue le malade, ou elle se replie sur elle-même de la circonférence au centre. C'est en vertu de cette loi organique que l'affection d'asphyxie se convertit en une gastrite. La connaissance des atmosphères plexiales est de la plus haute importance, attendu qu'en déposant l'action sur les attractions correspondantes on arrête le fléau.

M. Broussais a établi une distinction qu'il déduit des modifications de la maladie, opérée par les moyens curatifs. Cette distinction étant tracée sur des caractères analogues, nous la croyons mal fondée. Le parallèle que nous allons établir des traitemens employés, établit cette vérité hors des limites du doute.

Ici distinguons ; ainsi commence M. Broussais : « Il faut tou-
« jours avoir égard, pour les moyens curatifs, aux modifications
« de la maladie.

« Lorsque le malade a été rappelé de l'état de stupeur, d'asphy-
« xie, de cyanose, par les stimulans, cette gastro-entérite est grave;
elle se constitue en typhus. « Déjà on dit dans Paris que le
« typhus règne en même-temps que le choléra; mais si nous vou-
« lons bien apprécier ce prétendu typhus, cette fièvre typhoïde
« consécutive au choléra, dont on a supprimé les symptômes
« fâcheux, vous verrez que cette fièvre doit être soumise au trai-
« tement des gastro-entérites ordinaires. Dans nos salles, par
« exemple, il n'y a pas de typhus, il n'y a que des gastro-enté-
« rites légères qui se guérissent en trois ou quatre jours, et les
« malades demandent à manger.

« Dans les hôpitaux, au contraire, où les malades ont été rap-
« pelés par des stimulans, par le punch, par l'eau-de-vie, on les
« voit périr en grand nombre, après avoir été transportés dans
« une autre salle comme guéris du choléra. On les porte sur le
« bulletin comme guéris du choléra, on les place dans une autre
« salle comme atteints de fièvres typhoïdes : il n'en est plus
« question. On s'occupe des cholériques nouveaux qui arrivent;
« il n'est plus question des autres qui sont oubliés. Cette gastro-
« entérite n'est plus grave lorsqu'elle a été bien traitée; on
« est tout au plus forcé de suspendre l'alimentation, lorsque
« la chaleur du canal digestif menace d'une congestion céré-
« brale. »

Afin d'éclairer, par l'analyse, ce parallèle si obscur de lui-
même, nous comparerons le traitement d'abord, ensuite nous
passerons à son résultat.

Dans le premier paragraphe du parallèle, le réformateur s'exprime ainsi :

« Lorsque le malade a été rappelé de l'état de stupeur, d'as-
« phyxie, de cyanose, par les stimulans. »

Et dans le second nous lisons : « Dans les hôpitaux, au con-
« traire, où les malades ont été rappelés par les stimulans, par
« le punch. »

Relativement aux conséquences consignées dans le premier
paragraphe :

4.

« Cette gastro-entérite consécutive est grave; elle se constitue
« en typhus. »

Au second paragraphe : « On les voit périr en grand nombre,
« après avoir été transportés dans une autre salle comme guéris
« du choléra; on les place dans une autre salle comme atteints
« de fièvres typhoïdes. »

Quant au traitement, M. Broussais le divise en traitement ancien brownien mitigé, ou à bascule, et enfin physiologique.

M. Broussais a beaucoup trop circonscrit les préceptes des auteurs anciens, en les renfermant dans le cadre étroit des décoctions propres à favoriser le vomissement et les narcotiques, comme
succédanés des vomitifs. En effet, Ambroise Paré s'exprime
ainsi, au chapitre vingt-quatre du vingt-deuxième livre : « Or,
« pour commencer la curation, quelques-uns sont d'avis de faire
« la saignée, les autres de donner purgation, les autres de donner
« incontinent quelque contre-poison. »

Du traitement ancien le réformateur passe au brownien. « Ce
« traitement consiste, dit-il, dans les stimulans; à la suite de
« ce traitement on a les maladies typhoïdes. » Comme nous nous
sommes expliqué sur cette assertion dans l'article qui a trait à
la marche de l'affection, nous y renvoyons.

M. Broussais s'occupe avec beaucoup de développement du
traitement mitigé, qui a, d'ailleurs, la plus grande analogie avec
le traitement physiologique. Afin d'établir la preuve d'une manière
incontestable, nous les analyserons simultanément.

Traitement mitigé. — Le novateur nous fait ainsi l'énumération du traitement mitigé. « On cherche à réchauffer le malade,
« quand il est à la période d'asphyxie, ou si vous voulez que nous
« remontions à la diarrhée qui précède, on cherche à ralentir la
» diarrhée au moyen de l'eau de riz, du diascordium et de l'o-
« pium; quelquefois, en effet, on le modère, mais on n'empêche
« pas le mal d'éclater. »

Traitement physiologique. — L'auteur, en le décrivant, tend
à le justifier. Nous verrons par l'analyse comparée que ses prétentions ne sont pas fondées.

« D'abord nous avons fait quelques essais de boissons chaudes
« et de stimulans. Effrayé que nous étions par le refroidissement
« des malades, ces moyens n'ont pas réussi; nous les avons
« abandonnés et nous n'y sommes plus revenus. »

En comparant les débuts respectifs des méthodes, on ne tarde
pas à s'apercevoir que le plan de traitement du réformateur est
beaucoup moins rationnel que celui des éclectiques.

Réchauffer, en effet, le malade, c'est-à-dire diriger l'excitation
sur la périphérie, tandis que l'on tempère les surfaces embrasées
par l'opium, n'est-ce pas remplir quelques-unes des indications
qu'offre l'affection?

M. Broussais les avait-il saisies, ces indications, lorsqu'il
faisait quelques essais sur les boissons chaudes, et de stimulans
pour dissiper les craintes que susciterait en lui le refroidissement de ses malades? Pour répondre à cette question d'un intérêt
si pressant, nous explorerons les causes pathologiques de cette
anormalité organique.

Qu'est-ce que le refroidissement? Le refroidissement est le résultat de la déviation du report des propriétés vitales dévolues
aux appareils constituant les plateaux extérieurs, au bénéfice des
appareils établis sur les plateaux intérieurs des balanciers correspondans. Comment s'établit cette déviation, ce report? Sous l'influence d'une cause attractive plus ou moins énergique, plus ou
moins intense, qui se cramponne aux expansions extrêmes.

L'asphyxie et la cyanose sont le relief d'un même conséquent
fonctionnel (l'hématose viciée): voyons si les éclectiques en ont
compris les indications. Nous représenterons les opinions du réformateur sur cette période cholérique, en mettant en parallèle
les résultats de ces deux méthodes.

Les éclectiques réchauffent le malade, attaquent l'extérieur et
l'intérieur du corps, nous dit l'innovateur. Assurément cette
méthode n'est point rationnelle, puisqu'on appelle ou dirige l'excitation simultanément, et sur les plateaux extérieurs et sur les
plateaux intérieurs; les propriétés vitales étant exposées au flux
et au reflux de l'excitation, elles fomentent dans la trame un

état de détente, d'extension, de brisement, qui l'expose à la rupture, à la désorganisation.

L'extension de la trame, la stagnation des fluides qui en est la cause : voilà les deux élémens de toute situation pathologique ; cet état anormal est d'autant plus violent qu'il existe également et sur l'un et sur l'autre des plateaux du même balancier.

Les bains chauds et les frictions sèches, avec les substances stimulantes, ont été placés par M. Broussais, dans l'exposé qu'il en a fait dans la médecine éclectique, sur la même ligne ; cependant l'innovateur devait être frappé, comme observateur, de la différence de résultats. Les bains généraux chauds frappent simultanément sur les diverses expansions des différens plateaux extérieurs, tandis que les frictions sèches n'agissent que sur certaines fractions périphériques. Les briques chaudes ont une destination analogue : c'est toujours primitivement une fraction qu'elles frappent.

Si les bains chauds, si les frictions sèches, avec des substances stimulantes, aromatiques, les briques chaudes, la flanelle stimulent la peau, y appellent la circulation ; les boissons chaudes, l'eau-de-vie, le punch, la bourrache, la camomille, l'éther, les substances aromatiques, agissent sur la muqueuse par un mécanisme analogue, la concentration sanguine.

Si les molécules sont attirées, enchaînées sur les confins artériels par l'excitation dirigée sur les plateaux intérieurs comme elle l'est sur les plateaux extérieurs, on en doit conclure l'exclusion de la méthode éclectique pour le traitement, non-seulement du choléra, mais de toutes les affections, soit épidémiques, soit endémiques, par les considérations précédemment émises.

En continuant l'analyse de la doctrine physiologique, nous verrons qu'elle ne présente pas davantage de garanties aux malheureux qui deviennent la proie de ce système hideux ; mais poursuivons l'exposé éclectique du réformateur.

Lorsque par ces moyens on a obtenu une réaction, ce qui n'arrive pas toujours, le malade se réchauffe, quelques heures après il se refroidit de nouveau, on emploie les mêmes procédés, et il refroidit de plus en plus ; mais les personnes habiles se hâtent de profiter du premier réchauffement pour renvoyer le malade ou le faire passer dans une autre salle.

La réaction ne peut s'élever au sein d'une telle tempête organique : attirées dans des directions opposées, les molécules artérielles sont exposées à une oscillation violente qui doit inévitablement briser la trame qui leur sert de réceptacle jusqu'au moment où, cédant à l'attraction la plus énergique, elles viennent se précipiter sur les tissus qui sont le siége de son développement ; c'est ainsi que dans le choléra les boissons chaudes, l'eau-de-vie, le punch, en favorisant le développement du germe cholérique, fixent l'inflammation en permanence dans les membranes muqueuses, quoiqu'elle en fût fractionnellement et momentanément déviée par les bains chauds, par la flanelle, etc., etc. Les bains chauds, la flanelle n'ont qu'une action instantanée ; et toute action instantanée, appelée à rétablir un report, ne fait que favoriser le développement de l'action qu'on se propose d'enrayer, d'arrêter. Les bains chauds ne conviennent qu'à l'origine du refroidissement, employés à la naissance de cette phase cholérique, surtout si on a l'habitude de les employer d'après notre méthode, c'est-à-dire d'entretenir le bain à la même température, et de favoriser le déploiement de son action par des sangsues placées sur les attractions correspondantes aux foyers irritatifs, immédiatement après que le malade est sorti du bain : les briques chaudes, les frictions, dirigées sur les attractions, pourront être appelées à remplir les mêmes fonctions.

Si M. Broussais avait eu l'heureuse idée des attractions correspondantes, il n'eût pas publié cette assertion :

« Cependant il est impossible que la chaleur se maintienne ;
« et quand on a obtenu une réaction soutenue, on a affaire à une
« irritation assez intense, mais moins fixe que celle que produisent les browniens par les autres stimulans. »

M. Broussais entretient son auditoire de la chaleur en amateur ; il n'a aperçu que le phénomène : il fallait comprendre le mécanisme pour apprécier la détente, en suivre la marche à

travers les trames des ressorts irritatifs déployés sur les attractions ; telle était la pierre d'achoppement : si la réaction a été
soutenue, on a affaire à une irritation, pour me servir des ex-
pressions du réformateur, assez intense.

La réaction soutenue, bien dirigée, c'est-à-dire d'après les lois
de l'équilibre, non-seulement modifie l'irritation, la fait passer
à une nuance, comme le dit improprement l'innovateur, assez
intense, mais détruit les ramifications, éteint son foyer.

M. Broussais, lorsqu'il nous apprend que le résultat du traitement des éclectiques occasionne des irritations moins fortes que
celles que produisent les browniens avec leurs hyperstimulans,
a oublié qu'à la page précédente il s'exprime ainsi : « Ils font
« comme les browniens, ils emploient l'eau-de-vie et le punch. »

Etait-il prudent de favoriser les évacuations par des vomitifs?
En nous prononçant pour la négative, nous nous appuyons de cette
considération imposante, que les vomitifs n'agissent, ne produisent l'expulsion des matières qu'en activant l'irritation, et qu'en
conséquence ils doivent produire des concentrations stomacales,
et par suite des affaissemens, puisque toute congestion organique
est le résultat d'un appel fait aux dépens du plateau correspondant au plateau irrité ; mais les conséquences de cet affaissement
doivent-elles être considérées comme étant aussi graves que celles
qui résultent de la soustraction du sang faite, soit par les applications de sangsues dirigées d'après la méthode du réformateur, soit par sa phlébotomie. Voilà ce qu'on est autorisé,
d'après les faits, à discuter.

Nous pensons qu'il est extrêmement irrationnel, après avoir
dirigé la stimulation et sur les muqueuses et sur la périphérie,
de saigner ; c'est cependant ce qu'ont pratiqué, d'après le réformateur, les éclectiques, lorsque leurs malades ont été tirés de
la stupeur. Cette pratique, si opposée aux lois de l'équilibre, a
dû devenir d'autant plus funeste aux malades, qu'on a dirigé
les applications de sangsues au creux de l'estomac, comme le
pratique l'innovateur, qui a donné l'éther, l'eau de Seltz.

Nous avons vu dans l'analyse comparée que le réformateur,

comme les éclectiques, avaient fait usage, à l'origine, de boissons chaudes, de stimulans purs; nous en avons conclu l'identité de traitement. Nous allons actuellement suivre le réformateur dans l'exposé de la méthode, afin d'apprécier les points de divergence.

« J'ai conclu, dit l'innovateur, de l'examen des cadavres et des
« déclarations même des malades, que les stimulans ne conve-
« naient pas. »

Trente années de pratique n'étaient donc pas suffisantes pour éclairer la sagacité médicale de l'innovateur; fallait-il encore immoler d'innombrables cholériques pour fixer une barbare incertitude? et cette incertitude, sur quel principe la fait reposer l'innovateur? L'empirisme, comme l'attestent les boissons froides qu'il substitua aux stimulantes; ces boissons elles-mêmes ne stimulent-elles pas la muqueuse lorsqu'elles multiplient les évacuations? Cette opinion se déduit *à fortiori* de l'assertion du réformateur. « J'ai fait alors donner des boissons froides, les
« malades buvaient avec abondance; mais plus ils buvaient,
« plus les évacuations redoublaient. »

Encore un désappointement; et les désappointemens sont fréquens en thérapeutique, lorsqu'on est enveloppé des ténèbres de la routine.

« Je me suis dit : Donnons de la glace et retranchons les bois-
« sons, parce que le malade avait eu des évacuations par haut et
« par bas; je ne lui faisais donner que de la glace à manger, avant
« de l'avaler. Les malades prennent la glace avec délice; ils ont la
« langue froide, le pouls mol, l'extérieur du corps refroidi. »

Sur quelle circonstance pharmaceutique l'auteur s'appuie-t-il pour justifier cette transition? L'eau froide ne diffère de la glace que par quelques degrés de température. L'eau froide, la glace, produisent sur la trame frappée deux phénomènes bien évidens, qui puisent leurs nuances dans l'intensité de leur action respective sur l'économie; l'un, primitif, se décèle par le refoulement des molécules artérielles; l'autre, consécutif, se manifeste par la réapparition des molécules sanguines. Ces deux phénomènes,

expression de l'action de l'agent et de la réaction de la trame
envahie par les molécules exotiques, exposent et l'une et l'autre des trames à une violence qui compromet l'existence des
tissus heurtés, d'autant plus rapidement que l'intensité est plus
énergique : ainsi, M. Broussais était d'autant moins autorisé à
faire mastiquer de la glace que l'opération se passait sur une
trame influencée par l'attraction développée par les foyers cholériques. L'exposé des symptômes tracés par la plume de l'innovateur justifie cette assertion : « Ils ont la langue froide, le pouls
« nul, l'extérieur du corps refroidi. »

Lorsque la langue est rouge, que la peau se colore, que la cyanose disparaît, c'est-à-dire que les trames où s'exerce l'irritation
développée réagissent ; que des plateaux intérieurs elles élan-
cent l'excitation sur les plateaux extérieurs, plateaux qui sont
d'autant moins disposés à la recevoir que la répulsion (action
secondaire de la glace) se développe sur ses ressorts et plus énergiques et plus fréquemment éréthisés, les efforts avortent aux
confins des trames chargées par la nature de recevoir l'excès de
vitalité qui établit la rupture organique.

Si on cesse à l'instant de la tendance réactive de diriger l'action répressive sur les plateaux non éréthisés, une fraction des
propriétés refoulées par le reflux (la réaction) s'y établit, tandis
que l'autre, en faisant élection de domicile, se concentre au sein
des foyers primitivement créés par la détonation cholérique de
la gastrite dévoilée avec des traits plus saillans de la congestion
rapide vers le canal digestif.

M. Broussais est-il conséquent lorsqu'après avoir dit : « Vous
« êtes étonné de voir le lendemain le malade avec les signes
« d'une gastro-entérite commençante ; et, ajoute le réformateur,
« la soif dévore le malade. »

Les gastro-entérites commençantes sont l'expression d'un foyer
circonscrit au plateau intérieur du balancier médian : conséquemment, ou la soif dévore le malade, et alors l'inflammation de
l'estomac s'est déjà irradiée sur les départemens appartenant au
balancier supérieur.

M. Broussais n'a-t-il pas eu trop de confiance en son traitement intérieur, lorsqu'il s'exprime ainsi :

« Quand l'asphyxie et la cyanose ont disparu, que le malade
« reprend ses forces, vous le conduisez lentement sans stimulans,
« attendant que le malade se refroidisse un peu, et que la lan-
« gue, qui était devenue rouge, pâlisse : voilà la substance du
« traitement. »

Les préceptes du traitement intérieur sont extrêmement vagues ; en effet, dans quel ordre doit-on faire choix d'alimens ? seront-ce les alimens muqueux ? seront-ce les muquoso-sacrés qui fourniront la base de l'alimentation ? Mais les muqueux, quelle que soit d'ailleurs la forme d'après laquelle ils sont administrés, paralysent les fonctions digestives, ralentissent le mouvement artériel, enchaînent les fonctions nutritives, qui éprouvent des secousses si violentes lorsqu'on passe des muqueux aux stimulans.

Si M. Broussais eût bien compris la relation des tissus, qu'il en eût déduit des indications thérapeutiques, il aurait compris que non-seulement les extrémités inférieures, mais les extrémités supérieures peuvent et doivent devenir le siége de l'action expansive, la chaleur. Les expansions percevantes des extrémités supérieures ne sont-elles pas aux expansions pectorales ce que les expansions des extrémités inférieures sont aux expansions abdominales ? Sous l'influence cholérique, quand la poitrine s'engorge, des crampes ne se manifestent pas aux bras et aux avant-bras, comme lors de l'irritation abdominale des crampes apparaissent aux extrémités inférieures. Les battemens anormaux du cœur ne sont-ils pas accompagnés de l'abattement des extrémités supérieures, comme les irritations abdominales ?

.. M. Broussais est parti d'un principe erroné, lorsqu'il a pensé que la chaleur dirigée sur les plateaux extérieurs correspondant aux plateaux enflammés, accumulait le calorique sur la poitrine, à un tel point que les malades ne pouvaient le supporter. Les couvertures, comme les bains généraux, ont le grave inconvénient de frapper sur toutes les expansions des plateaux extérieurs, conséquemment d'appeler, de diriger la puissance vitale, non-seulement des plateaux dominés par l'irritation, mais aussi des plateaux indépendans; circonstance pathologique du plus haut intérêt pour la thérapeutique, et qui expliquera un jour ce que peuvent les agens lorsqu'ils sont dirigés d'après les lois de l'équilibre.

Le même vague règne encore dans cette proposition : « Le « public est encore sur ce point dupe des préjugés importés de « l'Allemagne. Je veux parler des frictions. » Les frictions, comme les bains généraux, comme les couvertures, comme tous les agens qui ont une action générale, c'est-à-dire frappant sur tous les plateaux extérieurs, déterminen t des malaises qui sont d'autant plus insupportables que l'action est plus énergique et plus soutenue. Nous avons vu aux hôpitaux des malades en être cruellement tourmentés.

Les frictions dirigées, lorsqu'il existe des crampes, sur les parties qui en sont le siége, produisent un soulagement rapide. Nous les avons pratiquées sur plusieurs cholériques; à l'instant de leur action, les crampes ont cessé.

En prenant les précautions qui sont suggérées en pareille occurrence, on excite le refroidissement que redoute M. Broussais, et qui ne peut être considéré comme contre-indication que par les médecins qui n'aperçoivent que par les yeux des préjugés.

Il paraît que M. Broussais n'a aperçu, dans les inflammations, qu'une indication unique, l'application des sangsues; du moins c'est ce qui résulte de cette proposition.

Ce n'est pas tout de donner les réfrigérans à l'intérieur et les échauffans à l'extérieur; il faut combattre l'inflammation : c'est pour y arriver que nous employons les sangsues.

Toute irritation, quel que soit son siége, quelle que soit son essence, quelle que soit sa durée, présente trois indications qui doivent être interprétées simultanément.

La première indication qui consiste à éloigner l'agent provocateur de l'action n'a été prise en considération dans aucune des contrées où le fléau dévastateur a fait irruption; à Paris comme à Moscou, à Moscou comme à Berlin, à Berlin comme à Lon-

dres, partout on a entassé les cholériques dans des lieux in-
fectés (les hôpitaux d'où ces malheureux respiraient et exhalaient
l'agent mortifère).

Relativement à la seconde indication qui consiste à tempérer
la partie enflammée, il faut établir une distinction qui se déduit
de l'action des agens que constitue l'ordre des tempérans.

Les muqueux, en abordant la trame, y déterminent une action tellement paralysante, qu'à l'instant de leur ingestion, les animaux les rejettent lorsqu'on les leur administre un peu concentrés.
Nous avons observé aux hôpitaux, sur plusieurs malades chez lesquels les bouillons gélatineux déterminaient des pesanteurs stomacales, des mouvemens anti-péristaltiques de cet organe.

Les gommeux que l'on emploie dans le même but, tempérés, sont supportés, digérés parfaitement, possèdent même,
comme l'attestent les voyageurs qui ont parcouru l'Orient, une
faculté nutritive telle que les Arabes qui traversent les grands
déserts de l'Asie n'ont d'autres alimens.

Les considérations que nous développerons dans nos élémens
thérapeutiques n'ont pas été comprises du réformateur.

La troisième indication n'a pas été mieux saisie de l'innovateur, comme nous le prouve la proposition qui a trait aux
moyens qu'il propose pour combattre l'inflammation.

« La saignée, en effet, peut rarement être pratiquée ; le sang
« étant peu fluide et ayant l'apparence, en quelque sorte, de
« gelée.

« On peut lui rendre quelques instans sa fluidité, soit en fric-
« tionnant le bras du malade, soit en le fustigeant avec des orties
« (quand les orties viendront), soit enfin en le plongeant dans
« l'eau chaude : tout cela ne conduit pas à de grands résultats.
« Il faut, pour que la saignée soit utile, prendre le malade dans
« la période du début. »

Ou la phlébotomie est préférable aux attracto-déplétifs, et
alors il faut avoir recours aux déplétifs dans toutes les phases ;
car, comme nous le prouverons par les faits, l'essence du choléra conserve toujours son caractère. A sa phase d'accroissement,

comme à sa phase de station, comme à sa phase décline, ses traits réfléchissent toujours l'irritation cramponnée. Cette expression pathologique, qui s'est élevée de l'organisme de tous les cholériques, a peu frappé, à ce qu'il paraît, le réformateur, puisqu'il accorde la préférence aux saignées dites générales; cependant l'innovateur aurait dû comprendre, s'il eût dirigé davantage son attention sur les effets respectifs des deux agens, que l'un d'eux (les saignées générales) n'a produit qu'un seul résultat, la déplétion, tandis que les attracto-déplétifs ont deux effets, l'un primitif (l'attraction), l'autre secondaire (la déplétion); circonstance thérapeutique d'où découle l'induction de diriger l'action des attracto-déplétifs sur les attractions correspondantes aux foyers; de les placer toutes les fois que les circonstances le permettent, lors de l'érection des foyers; de n'invoquer des deux actions que l'attractive, conséquemment de cicatriser immédiatement après que les sangsues se sont détachées. Si l'innovateur eût compris ces préceptes, importans préceptes qui sont consignés dans le traité que nous allons publier sur l'équilibre organique, il ne se fût assurément pas exprimé ainsi : « Je puis «donc appliquer les sangsues sur l'épigastre et le milieu du ventre.»

Pourquoi et dans quelle indication M. Broussais a-t-il placé des sangsues et sur l'épigastre et sur le milieu du ventre ?

A l'épigastre : ne devait-il pas appréhender les effets de l'atmosphère d'action extérieure sur le pylore ? Toute application extérieure, qu'elle soit attractive, qu'elle soit répulsive, produit deux résultats, l'un primitif (l'excitation extérieure développée dans les diverses branches du plateau qui est le siége de l'élection), l'autre consécutif (l'atmosphère de sphère extérieure à sphère intérieure). Cette coïncidence, cette neutralisation se décèlent lors des chutes, des contusions, des brûlures, des applications de sangsues, de ventouses dirigées sur la partie cutanée correspondante au foie, à l'estomac, etc., etc. Nous avons vu à Dijon une dame à laquelle plusieurs médecins administraient des toniques, faisaient des applications de vésicatoires de moxa sur la région hépatique pour une affection du foie.

Nous comprenons bien pourquoi M. Broussais place des sangsues pour le choléra-morbus au creux de l'estomac, puisqu'il a
dit, dans sa proposition 74ᵉ : « Les sangsues appliquées à l'épi-
« gastre arrêtent mieux la gastrite que celles que l'on place à
« l'anus et ailleurs; il faut placer les sangsues sur la partie cu-
« tanée la plus rapprochée du point souffrant. » Mais l'application des sangsues sur le milieu du ventre n'étant pas consi-
gnée dans ses ouvrages, nous sommes autorisé à en conclure
qu'elle est empirique comme celle de l'épigastre. Toute fois
qu'une élection d'agens n'a pas son explication dans la relation,
la disposition des tissus, elle est factice, elle est anti-physiologique.

Nous avons lu dans les gazettes médicales cette opinion que
M. Broussais a mentionnée dans ses leçons, que les sangsues ne
donnent rien d'abord : cet inconvénient prétendu n'est qu'un
avantage, attendu qu'il favorise les crises préparées par l'attraction intérieure.

Chez les cholériques que nous avons traités, nous avons eu
beaucoup de peine à en étancher le sang ; et cependant nous en
avons placé sur des malades qui étaient arrivés à la période cyanique.

Les sangsues, dirigées d'après les lois de l'équilibre, doivent
être placées à chaque réveil irritatif ; et comment pouvait-on les
interpréter, si non-seulement on laissait couler les sangsues, mais
si on favorisait l'écoulement jusqu'à syncope, comme on le pratique d'après la méthode physiologique?

A tant de preuves que nous avons consignées dans notre traité
de la banalité de la méthode, nous ajouterons celle-ci : « Ces
« sangsues ne donnent rien d'abord; mais à mesure que la glace
« ranime un peu la circulation, qu'elle est en même temps rap-
« pelée par des cataplasmes émolliens placés sur l'abdomen, les
« sangsues finissent par procurer une évacuation de sang qui aide
« la guérison. »

En parlant des réfrigérans (comme la glace), nous avons fait
ressortir les graves inconvéniens qui résultent de leur ingestion.

Actuellement nous allons voir comment les cataplasmes émolliens peuvent rappeler la circulation.

Les cataplasmes émolliens ont une action répulsive : voilà qui est incontestable ; et, toute action répulsive tendant à éloigner les molécules , M. Broussais a tort de penser qu'ils puissent remplir une indication attractive , conséquemment remplacer les vésicatoires , les cautères, nous dirions de plus les attracto-déplétifs , si le réformateur eût compris que les sangsues ont une action attractive.

Après avoir fait entrevoir l'impossibilité de remplacer la glace, l'innovateur nous apprend « Que les vésicatoires , que les sina- « pismes doivent être employés pour empêcher la congestion cé- « rébrale.

« On mettra avec avantage des sangsues aux tempes , sur le « trajet des jugulaires ; on appliquera des cataplasmes chauds « sinapisés sur les extrémités ; on les soumettra à des bains de « vapeur chauds, tandis qu'on appliquera sur la tête de la glace « ou de l'eau fraîche »

Quel épouvantable vague ! Sur quelle donnée le réformateur prétend-il s'appuyer, lorsqu'il nous prescrit des préceptes aussi empiriques ? Serait-ce sur les lois de l'équilibre ? Mais l'équilibre ne reconnaît que des balanciers , que des plateaux extérieurs et intérieurs ; et comme chaque plateau intérieur a son plateau extérieur correspondant, on en doit conclure qu'il faut, afin d'éviter l'incertitude du géant, établir une distinction relativement à la direction des attracto-déplétifs employés pour s'opposer à la congestion cérébrale : mais l'innovateur a probablement pensé qu'il n'était pas nécessaire d'y regarder de si près.

Si la douleur est antéro-cérébrale, on dirigera les attracto-déplétifs sur l'espace susclaviculaire. Là ils agiront en frappant sur les gaines carotidiennes ; dans le cas opposé, c'est-à-dire si elle est postéro-cérébrale, on les placera au centre omoplatien. Ici ils domineront les gaines vertébrales ; ainsi, ce n'est pas plus aux tempes qu'aux trajets des jugulaires qu'ils doivent déposer leur action.

Encore quelques réflexions : si vous aviez la garantie de l'élection des attracto-déplétifs, pourquoi placez-vous vos sinapismes aux extrémités, tandis que vous soumettez ces mêmes extrémités à des bains de vapeur chauds? Pourquoi placez-vous de la glace sur la tête? Quel galimatias pour un innovateur! et cependant voilà la méthode qu'on a donnée au 19ᵉ siècle pour la méthode physiologique.

Que M. Broussais se rassure : aucun praticien ne l'a jugé comme étant exclusif; cette prétention est d'autant plus ridicule que M. le réformateur, comme ses prédécesseurs, comme ses contemporains, emploie les saignées générales, les sangsues, les vésicatoires, les sinapismes, l'eau chaude à laquelle il fait succéder l'eau froide, l'eau à la glace; la glace même que tantôt il ingère, que tantôt il met en contact avec le cuir chevelu, tandis qu'il expose les extrémités à l'action de la vapeur. A cette fatale incohérence n'associe-t-il pas l'éther, l'eau de Seltz?

En nous constituant en dissidence avec l'opinion de M. Broussais, relativement à l'action des lavemens narcotiques, nous nous appuyons d'observations nombreuses qui ont été recueillies par divers expérimentateurs, d'expériences multipliées que nous avons faites sur des chiens. En effet, toujours nous avons remarqué à la suite de leur ingestion, d'abord l'écoulement des fluides contenus dans le tube digestif, et consécutivement celui des appareils génito-urinaires, etc., etc. Ces résultats ne sont-ils pas l'expression d'une puissance essentiellement répulsive, paralysante, conséquemment antagoniste dans les résultats organiques avec les substances astringentes, à l'ordre desquelles M. Broussais a rattaché mal à-propos l'opium.

Lorsqu'on administre l'opium dans les commencemens de l'affection, et que la matière ne se détache pas, et qu'elle remonte à la partie supérieure, comme l'avance le réformateur, ce n'est pas parce que l'opium est astringent; ce n'est pas parce qu'il produit des irritations, mais parce qu'en paralysant l'action péristaltique, il détermine un refoulement des matières vers les secréteurs, et par action sympathique une stase cérébrale qui détermine une congestion.

Conséquent à la théorie qu'il a adoptée sur l'action de l'opium, M. Broussais conseille l'administration de cette substance aux cholériques qui continuent à éprouver des craintes , du malaise , de l'agitation.

S'il est une phase cholérique à laquelle l'opium puisse obvier, c'est assurément à la période d'accroissement enrayée à son début. L'irritation cholérique obéit alors facilement aux attractions cutanées.

APPENDICE.

Déjà le choléra cintrait Dijon : à Montbard ce fléau soufflait la mort ; Noiron, Montmançon, Drambon, Pontailler et Mirebeau étaient sous l'influence de son haleine pestifère ; Magny même offrait des traces de son excursion.

Saisie d'une terreur panique à l'aspect de cette hydre, l'autorité organisa des commissions qui eurent pour mandat de signaler à l'attention du comité de salubrité publique les causes provocatrices de cette terrible affection ; mais tandis qu'on s'occupait de préserver du choléra les Dijonnais, en détruisant les élémens de son expansion, la maladie, après s'être assoupie dans cette zone qu'elle venait naguère de désoler, éclata de nouveau à Drambon et à Montmançon.

M. Dégré, désirant soustraire les habitans de sa commune aux conséquences du réveil de l'épidémie, pria M. le préfet d'envoyer des praticiens, afin d'inspecter la localité, d'aviser au moyen d'arrêter l'affection dans sa marche alarmante.

M. Chaper, ayant pris en considération la philantropie du maire de Drambon, convoqua par une circulaire les hommes de l'art de cette ville. Après une longue délibération, il fut arrêté que chacun des médecins passerait successivement vingt-quatre heures auprès des cholériques.

Nous désapprouvâmes hautement cette résolution, qui devait avoir des résultats si funestes pour les malheureuses victimes de ce vague médical, qui a été exploité avec tant d'art par l'ironie des critiques de tous les temps.

Voulant porter un coup fatal aux objections aussi mal fondées

5

que ridicules que suscite depuis cinq ans la malveillance à la
méthode de l'équilibre, je pris la résolution d'aller attaquer
l'épidémie à Montmançon, où elle avait déjà frappé à mort
trente et quelques habitans.

La crudescence de l'épidémie à Montmançon fut le contre-
coup du réveil du choléra à Drambon. Le dernier des cholériques
qui succombèrent venait d'expirer, comme le malheureux Carré
fut atteint. Le lendemain de cette invasion, cinq cas se manifestèrent simultanément avec une violence d'autant plus énergique,
que l'affection détonnait chez des sujets moins avancés en âge,
comme nous allons le prouver en relatant les résultats de l'application de la méthode de l'équilibre au traitement de l'affection
cholérique.

A notre arrivée à Montmançon, nous nous dirigeâmes chez M. le
maire, qui était alors absent. Instruit par l'un des habitans que
le curé de cette commune faisait de fréquentes visites aux malades, nous nous fîmes conduire chez lui dans l'intention de connaître les diverses personnes affectées : nous devons à la vérité de
dire qu'il se fit un plaisir de souscrire à notre demande.

Le premier malade qui fut soumis à notre attention était couché
dans une écurie sur de la paille, exposé à des courans d'air mul-
tipliés qui établissaient des communications de l'écurie avec une
grange voisine. En le découvrant, nous aperçûmes sur son ventre
(autour du nombril) trois taches sanguines, bleuâtres, qui
avaient été déterminées par des sangsues qui s'étaient cramponnées la veille de notre arrivée.

Le pasteur nous apprit que depuis l'invasion de la maladie il
était en correspondance avec M. Blandin, qui avait lui-même
conseillé cette application, et qu'il s'était engagé à l'instruire soit
du résultat du traitement, soit de la marche ultérieure de la
maladie.

Chez Carré, l'invasion se décéla dans les départemens constituant le plateau extérieur du balancier médian par le froid glacial de la transpiration insensible, par des taches cyaniques qui
étaient d'autant plus apparentes qu'elles s'approchaient davantage

des confins de l'atmosphère percevante médiane; par l'intensité des contractions musculaires de ces régions. A ces phénomènes répulsifs correspondaient des symptômes attractifs émanés des départemens appartenant au plateau intérieur correspondant.

La soif était ardente; le point pylorique, fixe et permanent, était accusé par la main droite du malade, qui était constamment dirigée vers le point souffrant.

Les mouvemens anti-péristaltiques stomacaux étaient fréquens: eur intensité était calquée sur des gargouillemens abdominaux qui avaient beaucoup d'analogie avec l'ébullition des liquides en évaporation dans une chaudière. Les déjections étaient extrêmement abondantes; elles s'échappaient quelquefois avec beaucoup de bruit.

Le patient ne paraissait pas avoir la sensation de leur passage à travers l'anus. Leur odeur était suffocante ; leur couleur laiteuse , quelquefois bleuâtre. La sécrétion hépatique présentait les traits évidens de l'irritation élancée; l'odeur, la couleur, la consistance de la bile étaient anormales. Celle des reins n'offrait de nuance que dans la quantité.

Les urines étaient rares, légèrement briquetées.

L'appareil générateur avait perdu l'aptitude à sa fonction. Déployé sur de nombreuses irradiations , le foyer pelvi-appendixal puisait les élémens de sa végétation dans l'atmosphère périphéri-musculo-osseuse du plateau extérieur correspondant.

La zone cutanée du balancier pelvi-appendixal était cyanosée sur plusieurs points; les muscles sous-jacens se contractaient convulsivement et alternativement des appendices au tronc.

Relativement au plateau extérieur du balancier postéro-cranopectoro-appendixal , nous observâmes une sueur glaciale qui régnait également aux régions jugulaires; les taches cyaniques plus prononcées à la région pectoro-postérieure qu'à l'intérieur. Les appendices thorachiques étaient le siège de mouvemens convulsifs, dont l'intensité se graduait, s'échelonnait sur l'engorgement pulmonaire.

Les cheveux hérissés, le front plissé, les régions malaires ex-
cavées, sillonnées par de profondes cicatrices, relief d'une absorption cellulaire énergique ; les contours palpébraux livides ; les
régions cellulo-temporales adhérentes aux surfaces osseuses correspondantes ; la périphérie jugulo-faciale olivâtre : tels étaient
les traits du tableau répulsif qui se dessinait sur le plateau extérieur du balancier antéro-crano-facial, tandis que l'attraction
se décélait sur les divers ressorts du plateau intérieur, par l'aridité de la conjonctive oculo-palpébrale, par la retraite du globe
oculaire sous le voile mobile, par la cessation de fonction des sé-
créteurs nasaux, par la sécheresse, la rougeur du pourtour et de
l'extrémité de la langue, par le sentiment d'ardeur déployé dans
l'arrière-bouche, le voile du palais; par la fuliginosité des remparts buccaux.

De cette investigation s'élevaient trois indications bien tranchées :
Éloigner les causes accélératrices de l'affection ; tempérer les surfaces enflammées; appeler par l'excitation développée sur les
attractions extérieures correspondantes la masse de vitalité qui
opprimait les appareils envahis.

Les momens étaient instans, les devoirs pressans ; après avoir
engagé, prié infructueusement la fermière chez laquelle Carré
était à gages, de le transporter de l'écurie dans une chambre,
je plaçai dix sangsues à chaque intervalle cellulaire pour dominer
l'irritation des appareils appartenant au plateau intérieur du balancier supérieur, et par quinze sangsues les attractions correspondantes au foyer développé sur les plateaux intérieurs du balancier médian. Comme nous nous disposions à adopter la même
marche sur les attractions pectorales et pelviennes, arrivèrent les
parens du malade qui s'y refusèrent obstinément, quoique nous
nous fussions appuyé des résultats surprenans qui se manifestèrent à la suite des applications sus-claviculaires et sus-hépatiques.
Ces résultats avaient tellement frappé le pasteur du village, qu'il
pressa lui-même les parens du malade de souscrire à mes con-
seils, quoiqu'il fût cependant en correspondance avec M. Blandin.
Les sangsues n'étaient pas encore toutes cramponnées, que les

facultés intellectuelles s'éveillèrent, que les globes oculaires reprirent leur mobilité, que les selles perdirent de leur fréquence. Les bienfaits de l'attraction s'exprimèrent consécutivement sur les plateaux intérieurs qui n'avaient pas reçu l'influence attractive.

Les poumons se dégorgèrent, la circulation musculo-périphérique s'établit de nouveau dans les diverses zones cutanées, la chaleur normale commença à réapparaître, l'exhalaison reprit ses caractères physiologiques. Cette amélioration tendant à se continuer, nous quittâmes le malade après avoir cicatrisé les plaies des sangsues qui paraissaient fournir abondamment, surtout celles des régions jugulaires qui n'étaient pas encore arrêtées une demi-heure après la chute des sangsues.

Il s'était déjà écoulé trois heures depuis l'application des sangsues, et les yeux avaient conservé leur aptitude fonctionnelle ; la peau sécrétait également normalement, la respiration s'exerçait sans obstacle ; les selles, quoique fréquentes, étaient moins odorantes ; les contractions convulsives, qui étaient tombées à l'instant du mouvement de succion, commençaient, à la vérité, à réapparaître ; les contractions des muscles faciaux offraient même l'aspect tétanique.

Les parens du malade étant absens, nous nous empressâmes de procéder à une seconde application sur les attractions, qui précédemment étaient devenues le siège de l'application, persuadé que les mêmes moyens devaient déterminer les mêmes conséquens : c'est en effet ce que nous observâmes. Les fonctions cérébrale, vocale, nasale, buccale, auditive (plateau antéro-crano-facial); les pulmo-cordiales ainsi que leurs enveloppes (plateau postéro-crano-pectoro-appendixal); les stomacales hépatico-rénales (plateau médian); les intestinales génito-urinaires (plateau pelvi-appendixal) s'exerçaient normalement.

Le lendemain, à quatre heures du matin, nous étions auprès de Carré, qui était, à part les crampes qui se manifestèrent vers minuit, aussi bien que sa position permettait de l'espérer. En effet, les facultés intellectuelles étaient intègres, les organes des sens en éveil. L'altération avait été beaucoup moins considérable cette nuit que la précédente ; les mouvemens anti-péristaltiques, si prononcés la veille, n'avaient commencé à réapparaître que d'une heure à deux heures. Le malade n'avait eu que deux à trois selles, d'après le rapport de la garde. Les crampes avaient disparu du tronc ; celle des appendices, tant supérieures qu'inférieures, étaient et beaucoup moins fréquentes et beaucoup moins énergiques.

Désirant de fixer en permanence l'attraction sur les plateaux extérieurs correspondans aux foyers crano-facial et médian, nous procédions à une troisième application sus-claviculaire, comme sa sœur nous saisit le bras vigoureusement, en s'écriant : Vous allez le noyer dans son sang ! Cependant nous nous étions chez Carré, comme nous avons l'habitude de le pratiquer depuis que nous avons commencé à exercer, opposé à l'écoulement sanguin.

Irrité de cet obstacle, nous élançâmes à la figure de la jeune personne les vingt sangsues que nous destinions aux attractions sus-claviculaires, et nous nous retirâmes, après avoir établi quelques escarres très-superficiels avec la potasse, tant au cou qu'aux aines. Après quinze jours, nous apprîmes de M. Dégré qu'il avait succombé quatre jours après.

En quittant Carré, le pasteur nous conduisit chez Cagnan, jeune homme de 19 ans, bien développé pour son âge, ayant le teint brun. L'affection chez lui avait éclaté la veille par des gargouillemens qui étaient à notre arrivée aussi forts, aussi fréquens que chez Carré. Mais suivons la marche de l'affection. Les crampes des extrémités inférieures étaient continuelles ; nous observerons cependant qu'elles se modifiaient dans leur caractère. Quelques fois il n'éprouvait que des soubresauts dans les tendons. La périphérie abdomino-appendixale offrait au tact la sensation d'un froid glacial qui n'était pas, à la vérité, continu. Des vomiturations, des vomissemens fréquens s'étaient manifestés le matin, ainsi qu'une soif ardente ; leur intensité alternait avec des gargouillemens. Les muscles thoraco-abdominaux étaient le siége de soubresauts très-évidens ; la poitrine s'engorgeait simultanément aux crampes des appendices thorachiques.

Les contractions cordiales étaient entièrement éteintes , le pouls anéanti , la gorge chaude , ardente, la déglutition difficile ; les remparts buccaux aphteux, la langue carbonisée ; l'appareil auditif entrait convulsivement en action ; les globes oculaires étaient projetés sous les paupières supérieures ; les facultés intellectuelles offraient les traits adynamiques.

Prévoyant l'impossibilité de remplir la première indication, je m'occupai de faire des infusions gommeuses , tandis que je dirigeais sur les attractions correspondantes aux foyers crano-facial et stamaco-hépatico-rénaux des sangsues. Les conséquences de ce traitement frappèrent tellement les parens, qu'ils nous permirent ; après que les sangsues furent détachées et les plaies cicatrisées , d'en appliquer de nouvelles sur les mêmes attractions ; celles-ci étant détachées et cicatrisées, nous parcourûmes successivement les divers départemens constituant les différens plateaux intérieurs , afin d'apprécier les résultats des attracto-déplétifs. A l'antéro-crano-facial, ils furent signalés dans les départemens encéphaliques par l'exercice normal des fonctions intellectuelles qui s'éveillèrent convulsivement, pour se régulariser progressivement de la première à la seconde application attractive. La faculté mémoratrice fut la première qui sortit de l'engourdissement ; celle de comparer les idées apparut ensuite sur le théâtre des scènes organiques , etc., etc.

L'appareil sécréteur des larmes décéla son aptitude à la réception de l'agent provocateur de sa fonction par la rosée qui abordait les canaux excréteurs des larmes, le retour du globe oculaire à sa position normale , l'humidité buccale, la détente des tympans, l'aptitude vocale. A la postéro-crano-pectoro-appendixale, par le libre accès des molécules fluides (aériennes) , molécules liquides (artérielles et lymphatico-veineuses) ; le retour des contractions cordiales à l'état normal , l'élasticité du pouls.

Les mouvemens anti-péristaltiques crurent, la sécrétion rénale reprit son activité, la bile recouvra ses caractères physiologiques.

A la pelvi-appendixale, par la diminution dans la fréquence des

selles ; la disparition des contractions convulsives des appendices
abdominales. Sur la periphérie entière vint se dessiner la réaction par la moiteur qui se manifesta successivement de zone en
zone. Appréhendant que l'irritation déployée sur les ressorts intérieurs ne se ravivât par l'affaissement successif de l'énergie attractive claviculo-hépatique, je fis plusieurs applications moxales
sur chacune des attractions correspondantes. Le lendemain, à cinq
heures, nous revîmes le malade. Les fonctions organiques, compa-
rées à l'invasion, étaient dans un état extrêmement satisfaisant ;
les facultés intellectuelles, tantôt assoupies, tantôt en éveil ; les
pupilles étaient alternativement sous-palpébrales et inter-palpé-
brales ; les fosses nasales commençaient à s'humecter ; le tympan
vibrait ; la rougeur linguale, la fuliginosité dentaire, l'aridité
du palais commençaient à tomber. La poitrine ne présentait d'engorgemens que par momens ; les irrégularités du pouls, quoique sensibles, annonçaient un retour à l'équilibre.

Les vomissemens étaient entièrement disparus.

Les selles, de leurs caractères pathologiques, n'avaient conservé que la liquidité ; l'odeur, la couleur, étaient normales.

La périphérie était couverte d'une légère moiteur, qui porta
les parens du malade à augurer favorablement de l'issue de la
maladie, et raffermit le moral fortement ébranlé du patient,
par la perte d'un frère, d'une mère, de deux oncles et de deux
tantes.

Louis Savariat, bourrelier, éprouvait de violentes tranchées,
accompagnées d'un gargouillement dans le ventre qui le fatiguait
beaucoup. Des mouvemens anti-péristaltiques-stomacaux s'é-
taient développés quelques heures après l'érection intestinale.
Cependant ils n'avaient encore produit que des vomiturations.
Les muscles des extrémités inférieures étaient le siège de mouvemens convulsifs, qui étaient disposés à acquérir de l'intensité
à l'époque où nous arrivâmes : la teinte de la périphérie de
ces surfaces était déjà livide.

Les poumons n'étaient pas successivement gorgés ; les contractions du centre circulatoire étaient lentes, faibles ; le pouls déprimé,

imperceptible. La périphérie médiane présentait quelques taches cyaniques. L'irritation ne s'était point encore projetée dans le plateau intérieur du balancier antéro-crano-facial, et les fonctions cérébrales antérieures et les fonctions des sens s'exerçaient normalement.

Ici, nous vîmes l'attraction dominer les plateaux médian et pelvi-appendixal : de là nous en conclûmes que les attracto-déplétifs devaient être dirigés sur les périphéries sus-hépatiques sus-crurales.

Les momens étaient pressans : nous crûmes devoir profiter de la disposition favorable du malade pour procéder de suite. Dès l'instant que les sangsues furent cramponnées, nous observâmes un résultat tellement prompt, que les parens du malade en furent surpris. Les sangsues, en effet, n'étaient pas détachées, que les bouillonnemens se dispersèrent successivement, que les vomiturations cessèrent complètement, que les poumons fonctionnèrent.

Redoutant le report de l'excitation, nous établîmes plusieurs points de suppuration avec la potasse caustique aux aines; nous conseillâmes, comme aux autres cholériques, le sirop de gomme, la solution de bois de réglisse. A notre retour à Montmançon, nous apprîmes du malade que la nuit avait été un peu agitée; que quelques soubresauts s'étaient manifestés dans les extrémités inférieures; que les gargouillemens avaient alterné avec des vomiturations, qui, cependant, étaient et les uns et les autres beaucoup moins fréquens et moins intenses qu'avant l'application attractive. Le malade ayant consenti à une seconde application attractive, comme les précédentes, nous la dirigeâmes sur les attractions correspondantes au foyer des balanciers médian et pelvi-appendixal.

Dans la crainte que la garde-malade ne surveillât pas les plaies, nous attendîmes que les sangsues fussent détachées; circonstance qui nous permit d'observer leur action qui se déploya simultanément et sur le foyer stomacal et sur le foyer intestinal. Les bouillonnemens et les vomiturations avaient déjà disparu, comme nous nous occupions de cicatriser les plaies. Le lendemain de cette application, nous vîmes le malade qui nous annonça qu'il avait passé une très-bonne nuit, et qu'il pensait, comme nous, qu'une application caustique favoriserait l'action de la dernière application.

Chez madame Berthet l'invasion débuta simultanément et sur les départemens cérébraux et sur la trame stomacale; les intestins n'avaient encore offert aucune trace de choléra. Les attractifs ayant été placés sur les attractions correspondantes à ces foyers, nous nous opposâmes à leur expansion. Les sangsues n'étaient pas encore toutes détachées, que la douleur de tête avait disparu, que les vomissemens avaient cessé. Douze heures après l'application, madame Berthet commençait à éprouver de nouvelles douleurs de tête et de légers mouvemens anti-péristaltiques, qui cédèrent à de nouvelles applications dirigées d'après les mêmes indications. Le troisième jour, madame Berthet était en convalescence.

François Rameau, jeune homme bien constitué, fut le cinquième malade auprès duquel nous fûmes appelé.

Avant d'avoir reçu le germe cholérique, Rameau avait une irritation pulmonaire; circonstance pathologique que nous prîmes en considération dans le plan de traitement que nous adoptâmes. Des sangsues furent placées simultanément à chaque omoplate et à la région sus-hépatique. Tandis que nous cicatrisions les plaies, le malade nous annonça que les douleurs stomacales et pulmonaires étaient entièrement éteintes. Les deux jours qui suivirent l'application, le malade n'avait éprouvé que de très-légères secousses pulmonaires qui se manifestaient à de longs intervalles; l'irritation du tube était entièrement disparue.

M. Antoine fut frappé également par le choléra, lors de sa recrudescence; jeune, vigoureux, énergiquement développé, chez lui l'affection se dessina rapidement avec des traits saillans.

Comme il était disposé depuis quelque temps à des coliques intestinales, l'épidémie dut s'établir dans le plateau intérieur du balancier pelvi-appendixal : c'est effectivement ce que constata notre observation.

Le bouillonnement que nous avons signalé dans les faits que nous avons relatés précédemment était extrêmement évident chez Antoine; des selles fréquentes s'étaient manifestées simultanément et aux crampes abdominales, et au bouillonnement intestinal; la périphérie pelvi-abdominale était livide; la musculaire stomacale était le siége de contractions anormales qui fatiguaient horriblement le malade; cependant elles n'avaient encore expulsé aucune matière. Les muscles pectoraux étaient sillonnés par des soubresauts très-fréquens; le foie, les reins participaient à l'orage : leurs sécrétions anormales en présentaient les traces évidentes. La dépression du pouls, l'affaissement des contractions cordiales, l'engorgement pulmonaire, annonçaient la tendance à l'expansion de l'irritation dans le plateau du balancier antéro-crano-pectoro-appendixal, que les mouvemens convulsifs des muscles des extremités et la teinte cyanique de la périphérie pectorale confirmaient. Les organes des sens et les départemens cérébraux étaient alternativement assoupis, éveillés.

Les indications étant les mêmes que dans les cas précédens, nous dirgeâmes les attracto-déplétifs sur les attractions sus-claviculaires, sus-hépatiques.

Les effets de ces applications se manifestèrent successivement du centre aux ramifications du foyer; les selles, les crampes, l'engorgement pulmonaire, l'assoupissement des sens, tous ces phénomènes cédèrent à l'action attracto-périphérique.

Le lendemain, les foyers ayant manifesté une tendance à une nouvelle érection, nous procédâmes à une seconde application, qui produisit des résultats analogues à la précédente.

Le troisième jour du traitement, le malade entra en convalescence.

Nous avons dit quelque part que si on avait soumis les cholériques, à l'époque de l'invasion du fléau, au traitement de l'équilibre, on l'aurait arrêté à l'instant de son irruption. Cette assertion est justifiée par le fait dont nous allons retracer dans l'instant l'histoire.

Madame Jourdeuil, de Magny-Saint-Médard, était convаlescente depuis trois mois d'une fièvre lente, dont le principal foyer existait dans le balancier pelvi-appendixal. Comme elle se rendit à Montmançon pour y voir son mari, à l'époque de la crudescence de l'affection cholérique, étant à table, elle ressentit de violentes convulsions dans les intestins, qui furent accompagnées de selles fréquentes, de crampes des appendices abdominales, de soulèvemens stomacaux, de pesanteurs dans les régions hépatiques, rénales, d'engorgemens pulmonaires, de soubresauts dans les appendices pectorales, de tournoiemens de tête, d'éblouissemens, de tintemens, de patosité.

Effrayée de ce déploiement irritatif, madame Jourdeuil se fit conduire à Magny. Appelé le lendemain du début, nous fûmes à même de vérifier la précision de cette énumération.

Des sangsues placées sur les attractions correspondantes au foyer enchaînèrent les développemens de cette affection, qui avait pris un caractère tellement alarmant chez madame Jourdeuil, qu'elle se croyait déjà au bord de la tombe.

Le symptôme qui l'avait le plus frappée fut la teinte livide de la périphérie tronciale, qui disparut deux heures après l'application première des sangsues. Après leur seconde application, qui fut faite cinq heures après la première, l'irritation s'était reployée sur son centre; il n'existait plus qu'un léger bouillonnement, des crampes adominales; les selles avaient diminué de leur fréquence, elles n'étaient plus laiteuses.

Redoutant l'expansion, je fis une seconde application aux aines, qui produisit une telle amélioration dans la marche, que le lendemain les selles, quoique plus fréquentes que d'habitude, n'étaient plus que verdâtres; les crampes s'étaient converties en légers soubresauts; le bouillonnement n'apparaissait que par instans. Une troisième application détruisit complètement le foyer primitif.

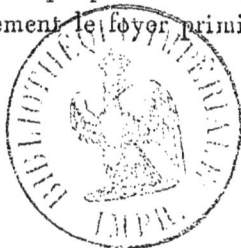

ERRATA.

Page 8 , ligne 6 , au lieu de qui tissent , lisez : que tissent.

Page 14 , ligne 14 , au lieu de tout organico-morbide , lisez : tout effet organico-morbide.

Page 15 , ligne 31 , au lieu de pestiférées , lisez : pestifères.

Page 23 , ligne 1.ʳᵉ, au lieu de elle se jette , lisez : il s'élance. — Même page , ligne 33 , au lieu de les voies , lisez : ses voies.

Page 24 , ligne 8 , après se trouve , ajoutez : l'estomac , etc.

Page 25 , ligne 13 , au lieu de la donnée principale des circonstances , lisez : la donnée principale , les circonstances.

Page 26 , ligne 35 , au lieu de Dunotay , lisez : Ducrotay.

Page 50 , ligne 8 , au lieu de ancien brownien , mitigé, ou à bascule , lisez : ancien , brownien , mitigé ou à bascule.

Page 57, ligne 9 , au lieu de dans quel ordre , lisez : de quel ordre. — Même page , ligne 28 , après ces mots : irritations abdominales , ajoutez : des extrémités inférieures.

Page 59, ligne 14 , au lieu de tempérés , lisez : tempérer.

Page 60 , ligne 17 , après le mot ces , ôtez préceptes. — Même page , ligne 34 , au lieu de moxa , lisez : moxas.

Page 63 , ligne 1.ʳᵉ, au lieu de aviez , lisez : avez.

Page 64 , ligne 7 , au lieu de obvier, lisez : convenir.— Même page , ligne 8 , après accroissement , mettez un point et lisez : Enrayée à son début , l'irritation , etc.

www.ingramcontent.com/pod-product-compliance
Lightning Source LLC
Chambersburg PA
CBHW050623210326
41521CB00008B/1364